Aktiv gegen Venenleiden

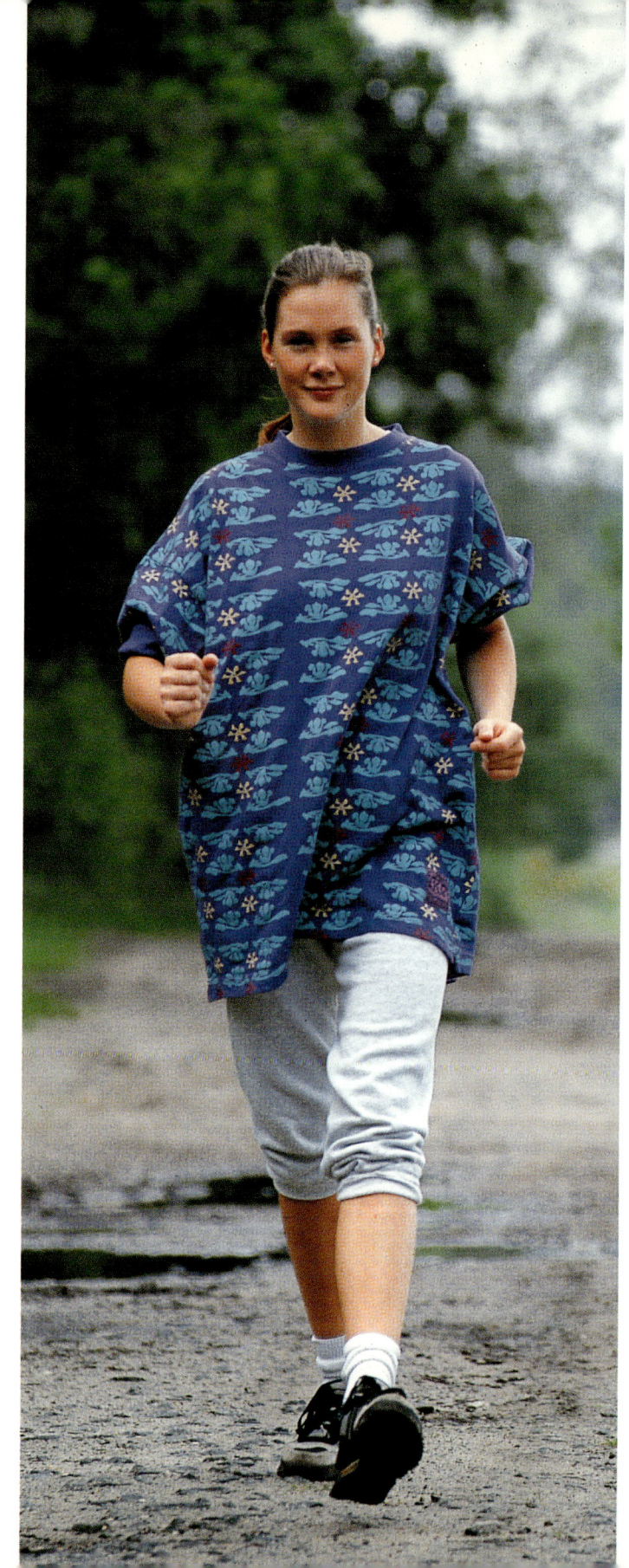

Aktiv gegen Venenleiden

Dr. med. Thomas Klyscz
Dr. med. Michael Jünger

75 Bewegungsübungen

—

**Venenschwäche und Krampfadern:
So entstehen sie**

—

**Untersuchungs- und Behandlungs-
methoden: So arbeitet Ihr Arzt**

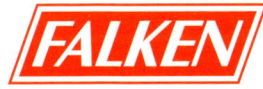

INHALT

Vorwort 6

**Venenerkrankungen –
eine Volkskrankheit** 8

**Wie gesund sind Ihre
Beinvenen?** 10

■ **DAS VENENSYSTEM** 12

**Aufgaben des
Venensystems** 15

Transportmechanismen des
Venensystems 15

Das Funktionsprinzip der
Gelenkmuskelpumpen 18

Die Bedeutung der Gelenk-
muskelpumpen 20

**Warum sind Venenleiden
so weit verbreitet?** 21

**Wie entstehen
Venenerkrankungen?** 22

**Venenerkrankungen
und ihre Ursachen** 23

Der Venenklappenuntergang 24

Die oberflächliche
Venenentzündung
(Thrombophlebitis) 26

Die tiefe Beinvenenthrombose
(Phlebothrombose) 26

Vorbeugung einer Beinvenenthrombose 27

Alltagstips für Patienten
mit Venenleiden 28

■ **UNTERSUCHUNGS-
METHODEN** 29

Ultraschall-Doppler-
Verfahren 30

Photooptische
Meßverfahren 31

Blutige Venendruck-
messung 32

Venenverschluß-
plethysmographie 33

Phlebographie 33

■ **BEHANDLUNGS-
METHODEN** 35

Kompressionstherapie 36

Wirkungsweise der
Kompressionstherapie 37

Verbandtechnik 38

Kompressionsstrümpfe 45

**Medikamente gegen
Venenerkrankungen** 46

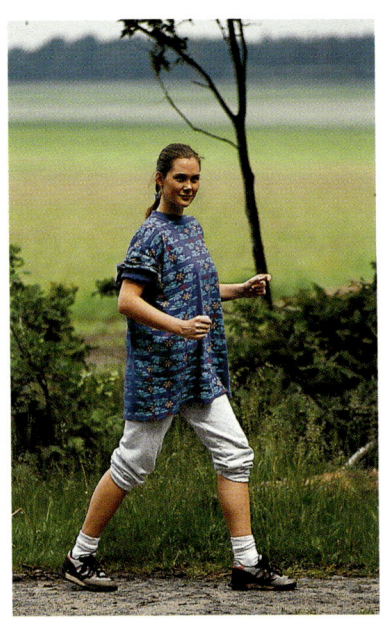

**Sklerosierungs-
behandlung** 48

Operative Eingriffe 49

**Sporttherapie bei
Venenerkrankungen** 51

Laufen und Walking 52

Schwimmen 53

Wassergymnastik und
Aquajogging 53

Radfahren 54

Ballsport 54

Kraftsport 55

**Das Tübinger
Pedalergometer** 55

Venengymnastik 57

Hinweise zu den Übungen 58

Dehnübungen zum
Aufwärmen 59

Übungen im Liegen 62

Übungen im Sitzen 71

Übungen im Sitzen mit
Hilfsmitteln 82

Übungen im Stehen 89

Übungen im Stehen mit
Hilfsmitteln 95

Übungen im Gehen 98

**Hydrotherapie und
Sauna** 102

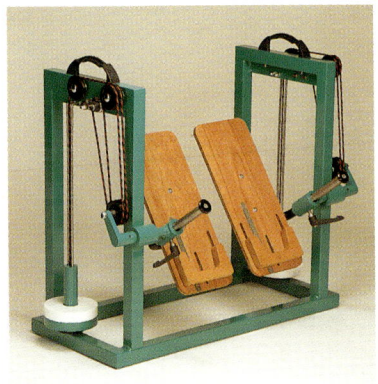

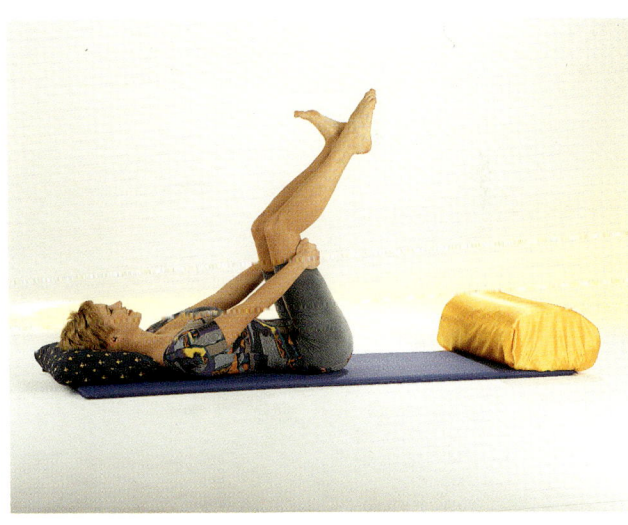

■ **ANHANG** 104

Phlebologisches
Wörterbuch 104

Adressen 108

Literatur 109

Register 110

VORWORT

Venöse Durchblutungsstörungen verursachen die häufigsten Erkrankungen des Kreislaufsystems; eine Tatsache, die bei Ihnen wohl Erstaunen hervorrufen wird, da Venenerkrankungen nur selten in den Medien erwähnt werden. Sie verursachen hohe Behandlungs- und Folgekosten, verlaufen sehr leicht chronisch und verschlimmern sich oft bis hin zur Invalidisierung.

Dennoch werden Venenleiden immer noch häufig als ein kosmetisches Problem angesehen und nicht als ein ernstzunehmendes medizinisches Krankheitsbild. Dabei können Venenerkrankungen außer unschönen Hautveränderungen, Krampfadern und „offenen Beinen" im ungünstigsten Fall zu einer gefährlichen Beinvenenthrombose, einer Verstopfung von Venen durch festsitzende Blutgerinnsel führen. Lebensgefährlich können die Thromben werden, wenn sie sich von der Gefäßwand lösen, mit dem Blutstrom in die Lungen geschwemmt werden und dort wichtige Gefäße verstopfen (Embolie). An einer tiefen Venenthrombose mit Lungenembolie sterben jährlich über 30 000 Menschen in Deutschland! In der phlebologischen Sprechstunde der Universitäts-Hautklinik in Tübingen, an der seit Jahrzehnten der Betreuung von Patienten mit chronischer Venenschwäche ein hoher Stellenwert eingeräumt wird, wurde die große Bedeutung von Bewegungsmangel und falschen Bewegungsformen für die venösen Stauungsbeschwerden schon früh erkannt. Zusammen mit der Sportwissenschaftlerin Irmgard Jünger haben die Autoren deshalb ein Bewegungs- und Übungsprogramm entwickelt. Es wurde seit 1989 in etwa 2 000 Übungsstunden zusammen mit 200 Patienten stetig verbessert. Seine Wirksamkeit konnte in klinischen Studien – zum Teil in Zusammenarbeit mit dem Bundesgesundheitsministerium – mehrfach belegt werden. Patienten aller Schweregrade profitieren eindrucksvoll und dauerhaft von diesem Therapieangebot. Die Autoren vermitteln in diesem Buch anschaulich und nachvollziehbar das notwendige Wissen über die Entstehungsursachen und Verlaufsformen der Venenerkrankungen. Sie stellen die modernen Diagnose- und Therapiemöglichkeiten vor und zeigen auf, durch welche gezielten Bewegungsübungen und sportlichen Maßnahmen jeder von uns eine schützende und funktionsverbessernde Wirkung für sein Venensystem erzielen kann. Die Übungen sind für alle Altersgruppen geeignet und auch ohne spezielles Vorwissen und teure Geräte durchführbar.

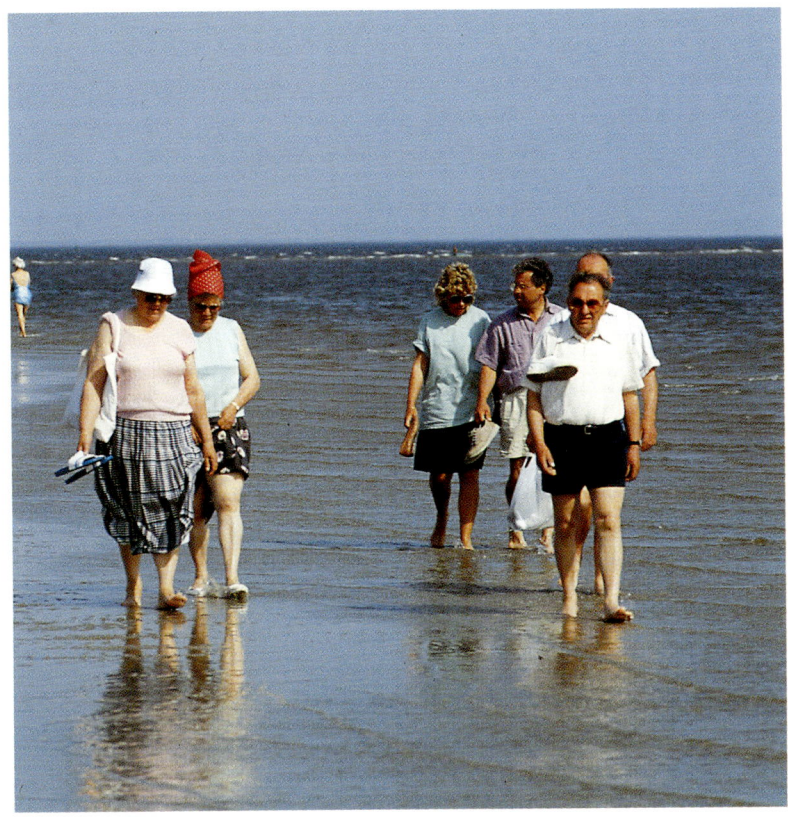

Das aktive Bewegungstraining sollte frühestens 6 Wochen nach einer Beinvenenthrombose aufgenommen werden und mit dem Arzt abgestimmt sein

Patienten mit plötzlich auftretenden Beschwerden wie Schmerzen in den Beinen, Schwellung eines Beins, spürbare Erwärmung oder Abkühlung bzw. Rötung oder Blässe des Beins, die deutlich außerhalb der individuellen Grenzen liegen, sollten sich sofort unter genauer Beschreibung der Beschwerden an einen Arzt wenden.

Bei Vorliegen einer Beinvenenthrombose und in den Wochen danach müssen die vom Arzt angegebenen Behandlungsmaßnahmen unbedingt eingehalten werden. Die Bewegungstherapie sollte in einem solchen Fall nur mit dem ärztlichen Einverständnis erfolgen.

Bei Vorliegen einer Herz-Kreislauferkrankung, bei Gelenkprothesen – insbesondere im Hüft- und Oberschenkelbereich –, bei Bluthochdruck, krankhaft oder medikamentös (zum Beispiel bei Einnahme von Marcumar) gesteigerter Blutungsneigung und in allen Fällen, in denen ein Patient andere Risikofaktoren aufweist, die in der Vergangenheit zu gesundheitlichen Problemen geführt haben, dürfen die Übungen nur nach ärztlicher Rücksprache durchgeführt werden.

Mit diesem Buch möchten die Autoren einen wichtigen Beitrag zur Gesundheitsvorsorge leisten.

Venenerkrankungen – eine Volkskrankheit

Venenerkrankungen gehören nach Untersuchungen der Weltgesundheitsorganisation weltweit zu den häufigsten Erkrankungen überhaupt und stehen auch in der Bundesrepublik an führender Stelle aller Erkrankungen.

Aus verschiedenen Studien, die in den zurückliegenden Jahren durchgeführt wurden und nach den Durchführungsorten als „Basler Studie" sowie „Tübinger Studie" bekannt geworden sind, ergibt sich, daß sich bei der Hälfte der bundesdeutschen Bevölkerung Beinvenenveränderungen finden.

In der Bundesrepublik haben nach Expertenschätzungen circa 10 bis 15 Millionen Menschen ein ausge-

prägtes Krampfaderleiden. Obwohl eine deutliche Altersabhängigkeit besteht, zeigen sich bereits bei 10 % der 10- bis 12jährigen und bei 40 % der 14- bis 16jährigen Krampfaderbildungen. Nur bei der Hälfte der oben genannten Patienten handelt es sich um geringgradige Störungen, die als Bagatelle aufgefaßt werden können. Die Folgen chronischer venöser Durchblutungsstörungen sind Stauungserscheinungen, Schwellungen, Hautveränderungen und Ekzeme der Beine. Schätzungsweise 1,5 Millionen Menschen in der Bundesrepublik haben ein „offenes Bein" und müssen auch nach dessen erfolgreicher Abheilung jederzeit mit einem Wiederauftreten rechnen.

Im Jahre 1990 mußten über 100 000 Patienten mit Venenerkrankungen stationär in Krankenhäusern aufgenommen und behandelt werden. Die gesamten jährlichen Krankheitskosten durch Venenerkrankungen werden auf circa 2 Milliarden Mark veranschlagt.

Neben den eher nüchtern erscheinenden Zahlen, die aber wichtig sind, um das ganze sozialmedizinische Ausmaß der venösen Erkrankung deutlich werden zu lassen, steht natürlich das Schicksal der Betroffenen, die vorübergehend oder bleibend invalidisiert sind.

MÖGLICHE FOLGEN DER CHRONISCHEN VENEN-ERKRANKUNGEN

- Schwellungen der Beine
- Krampfaderbildungen
- Verfärbungen der Haut am Unterschenkel
- Ekzeme an der Haut, vor allem am Unterschenkel
- Beingeschwüre und „offene Beine" (Ulcus cruris)

**ZAHLEN, DIE BETROFFEN MACHEN:
VENENLEIDEN UND IHRE FOLGEN**

- Statistisch leiden jede zweite Frau und jeder vierte Mann in der zweiten Lebenshälfte unter Krampfadern.
- Circa 30% der erwachsenen Deutschen sind an einem Krampfaderleiden bzw. dessen Folgezuständen manifest erkrankt.
- Menschen aus Familien mit bekannten Venenkrankheiten machen im statistischen Mittel doppelt so viele Venenentzündungen, Unterschenkelgeschwüre und Lungenembolien durch wie erblich nicht vorbelastete.
- Die Gesundheitskosten durch Venenerkrankungen belaufen sich schätzungsweise auf 2 Milliarden DM (!) jährlich.
- Derzeit gibt es in Deutschland mindestens 1,5 Millionen Menschen mit einem „offenen Bein" oder dessen Folgezuständen.
- Bis zu 2 500 Patienten werden wegen eines Venenleidens oder damit zusammenhängender Erkrankungen jährlich vorzeitig berentet.
- Noch heute sterben in Deutschland 30 000 Menschen jährlich (!) an einer Lungenembolie, der gefürchtetsten Komplikation der Venenerkrankungen im Rahmen einer tiefen Beinvenenthrombose.

Die Patienten sind oft sehr unsicher, für welche Untersuchungs- und Behandlungsmaßnahmen sie sich entscheiden sollen. Unschlüssiges Abwarten verhindert aber rechtzeitige und notwendige Behandlungsmaßnahmen und kann dazu führen, daß sich das Krankheitsbild fortwährend weiter verschlechtert. Deshalb erscheint es den Verfassern dieses Buches so wichtig, das Grundverständnis über die Ursachen und das Entstehen der Venenerkrankungen zu vermitteln, damit jeder Betroffene Perspektiven vor Augen hat, wie er selbst durch konkrete Maßnahmen – von der Reduktion von Übergewicht über das Vermeiden von Preßatmung und das Heben schwerer Lasten, die Wahl geeigneter Bewegungs- und Sportarten bis zum gesundheitsfördernden Verhalten am Arbeitsplatz und zu Hause – Einfluß auf die eigene Gesundheit nehmen kann.

In Ihrem eigenen Interesse sollten Sie dann in Zusammenarbeit mit Ihrem Arzt diejenigen Maßnahmen ergreifen, die zu einer wirksamen Verbesserung der Beschwerden führen und Ihren Körper beim Heilungsprozeß unterstützen. Dazu gehört immer auch das Ausschalten von belastenden Risikofaktoren.

WIE GESUND SIND IHRE BEINVENEN?

Wenn Sie sich einmal Gedanken über die Gesundheit Ihrer eigenen Venen machen wollen, können Sie folgenden einfachen Test durchführen.

Beantworten Sie die Fragen der Reihe nach, und zählen Sie die erreichte Punktzahl zusammen. Die Auswertung erfahren Sie im Anschluß an den Fragebogen.

Sind bei Ihren Eltern oder Großeltern Venenerkrankungen (Krampfadern) bekannt oder bereits früher einmal (offene Beine) aufgetreten?

Ja: 10   Nein: 0

Haben Sie oft schmerzende, schwere oder vor allem abends geschwollene Beine?

Ja: 15   Nein: 0

Sind Sie übergewichtig?

Ja: 5   Nein: 0

Haben Sie oft das Gefühl, Ihre Beine seien schwer wie Blei?

Ja: 10   Nein: 0

Müssen Sie tagsüber viel stehen oder sitzen, ohne sich zwischendurch ausreichend Bewegung verschaffen zu können?

Ja: 5   Nein: 0

Haben Sie eine Veranlagung zur Bindegewebsschwäche?

Ja: 10   Nein: 0

Haben Sie eine oder mehrere Schwangerschaften hinter sich?

Ja: 10   Nein: 0

Nehmen Sie Hormonpräparate ein?

Ja: 5   Nein: 0

Nehmen Ihre Beinbeschwerden in Ländern mit feucht-warmem Klima zu?

Ja: 5   Nein: 0

Bestehen bei Ihnen schon länger Besenreiservarizen?

Ja: 10   Nein: 0

Bestehen bei Ihnen sichtbare Hautveränderungen am Unterschenkel oder im Knöchelbereich?

Ja: 10   Nein: 0

Tragen Sie oft Schuhe mit hohen Absätzen?

Ja: 5   Nein: 0

Sind bei Ihnen bereits Krampfadern aufgetreten?

Ja: 25   Nein: 0

Betreiben Sie Sportarten, bei denen gezielt die Beinmuskulatur trainiert wird (mindestens zweimal pro Woche)?

Ja: 0   Nein: 5

Unternehmen Sie täglich Spaziergänge (mindestens 30 Minuten Dauer)?

Ja: 0   Nein: 5

Zählen Sie alle Punkte zusammen.

Summe:

Auswertung:

0 Punkte:
Dieser Wert spricht für ein gesundes Venensystem ohne Zeichen einer Funktionsstörung.

0–20 Punkte:
Dieser Wert spricht für ein weitgehend funktionierendes Venensystem, das seiner Funktion noch gerecht werden kann.
Eigenverantwortliche Maßnahmen wie gesunde Ernährung, regelmäßige Bewegung und Abbau von Übergewicht sollten mit Venengymnastik kombiniert und regelmäßig durchgeführt werden.

20–40 Punkte:
Dieser Wert spricht für ein deutlich gefährdetes Venensystem und reduzierte Leistungsfähigkeit.
Geschwollene, bleiern schwere Beine können die ersten Vorboten einer venösen Erkrankung sein.
Die optimale Vorgehensweise sollte nach der ärztlichen Untersuchung mit dem betreuenden Arzt abgestimmt werden. Die bereits gegebenen Empfehlungen der Punktgruppe 0–20 gelten selbstverständlich auch hier und bei der nachfolgenden Kategorie.

40 und mehr Punkte:
Sofern Sie bislang noch nicht wegen Ihres Venensystems in Behandlung stehen, sollte der Wert Sie veranlassen, sich baldmöglichst von einem Arzt mit besonderer Erfahrung auf dem Gebiet der Venenerkrankungen (Phlebologe) untersuchen zu lassen.

DAS VENENSYSTEM

An einem Tag muß das Venensystem ungefähr 7 000 Liter Blut zum Herz zurücktransportieren und im Stehen vom Fuß bis zum Herz die enorme Höhe von 1,5 Metern überwinden

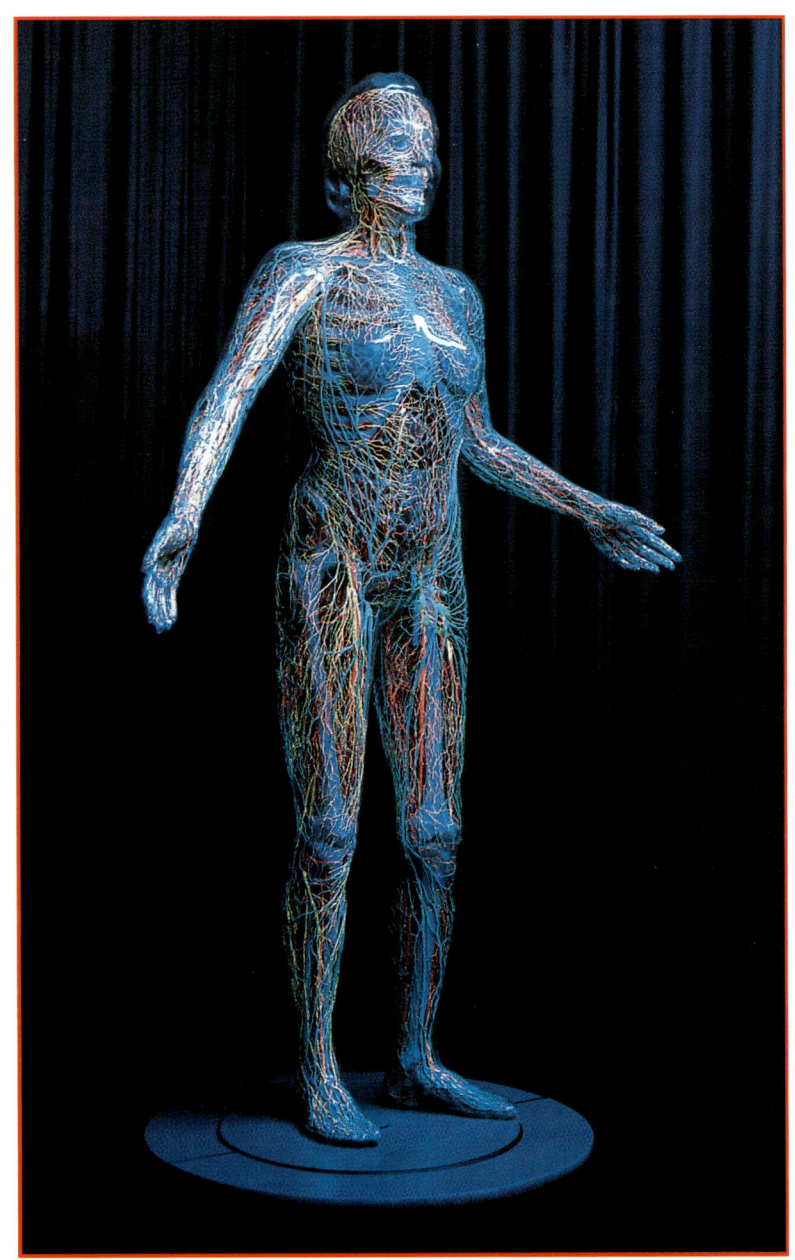

Zum Verständnis der Venenerkrankungen ist es erforderlich, auf die besondere Funktion und die Bedeutung der Venen im menschlichen Körper einzugehen.

Das menschliche Leben ist an Stoffwechselvorgänge geknüpft, für die die Körperzellen mit Nährstoffen und Sauerstoff versorgt werden müssen.

Die roten Blutkörperchen nehmen den Sauerstoff in der Lunge auf, Nährstoffe gelangen aus Darm und Leber in den Blutkreislauf. Sauerstoff und Nährstoffe werden am Zielort aus den Blutgefäßen an die umgebenden Zellen abgegeben.

Die Versorgung aller Körperzellen – auch in den entlegensten Abschnitten des Körpers – wird dabei durch die Blutgefäße gewährleistet, wobei die **blutzuführenden Arterien** (Schlagadern) und die **blutrückführenden Venen** unterschieden werden. Definitionsgemäß führen Arterien das Blut vom Herzen weg und Venen wieder zum Herzen zurück. Vergleicht man den Blutkreislauf mit dem Installationssystem eines Hauses, stellen die Arterien das Frischwassersystem und die Venen das Abwassersystem im menschlichen Organismus dar. Im Körper existiert zusätzlich das dritte Transportsystem, das Lymphgefäßsystem, das zur Unterstützung des Venensystems verbrauchte Gewebeflüssigkeit über eigene Bahnen zum Herzen transportiert.

Der größte Motor der Blutbewegung ist das Herz. Es arbeitet wie eine Pumpe, die sauerstoffreiches Blut aus der Lunge aufnimmt und unter hohem Druck in die Hauptschlagader fördert. Über die Hauptschlagader (Aorta) und deren Verzweigungen gelangt das arterielle Blut in die oberen und unteren Körperabschnitte. Über die feinsten Verästelungen der Arterien, die **Kapillargefäße,** wird das Blut an die Zellen herangeführt, wo der lebensnotwendige Stoffaustausch stattfindet. Behinderungen des Stoffaustauschs können zu folgenschweren Schädigungen der Zellen und zum Gewebeuntergang führen. Die Venen führen das sauerstoffarme Blut mit den Abbauprodukten des Gewebestoffwechsels über das Herz in die Lunge zurück – der Kreislauf wird so geschlossen.

Die bedarfsgerechte Versorgung des Gewebes über Arterien und die kleinsten Blutgefäße erfordert eine ungestörte Entsorgung über die Venen und die Lymphgefäße zum Herzen zurück. Ein behinderter Abtransport stört nicht nur die Transportvorgänge im Venensystem selbst, sondern auch den arteriellen Zustrom in die kleinsten Blutgefäße der Haut und bringt so die lebensnotwendigen Austauschvorgänge zwischen Kapillaren und Zellen zum Erliegen.

Das sauerstoffreiche arterielle Blut wird unter hohem Druck vom Herz in den Kreislauf hineingepumpt. Da der arterielle Blutstrom bis zum Eintritt in die Kapillaren einen Großteil des Druckes verbraucht, herrscht in den Venen nur noch ein geringer Druck, sie werden deshalb dem Niederdrucksystem des Menschen zugeordnet. Die Saugwirkung des Herzens reicht nicht aus, um das Blut aus den Beinen gegen

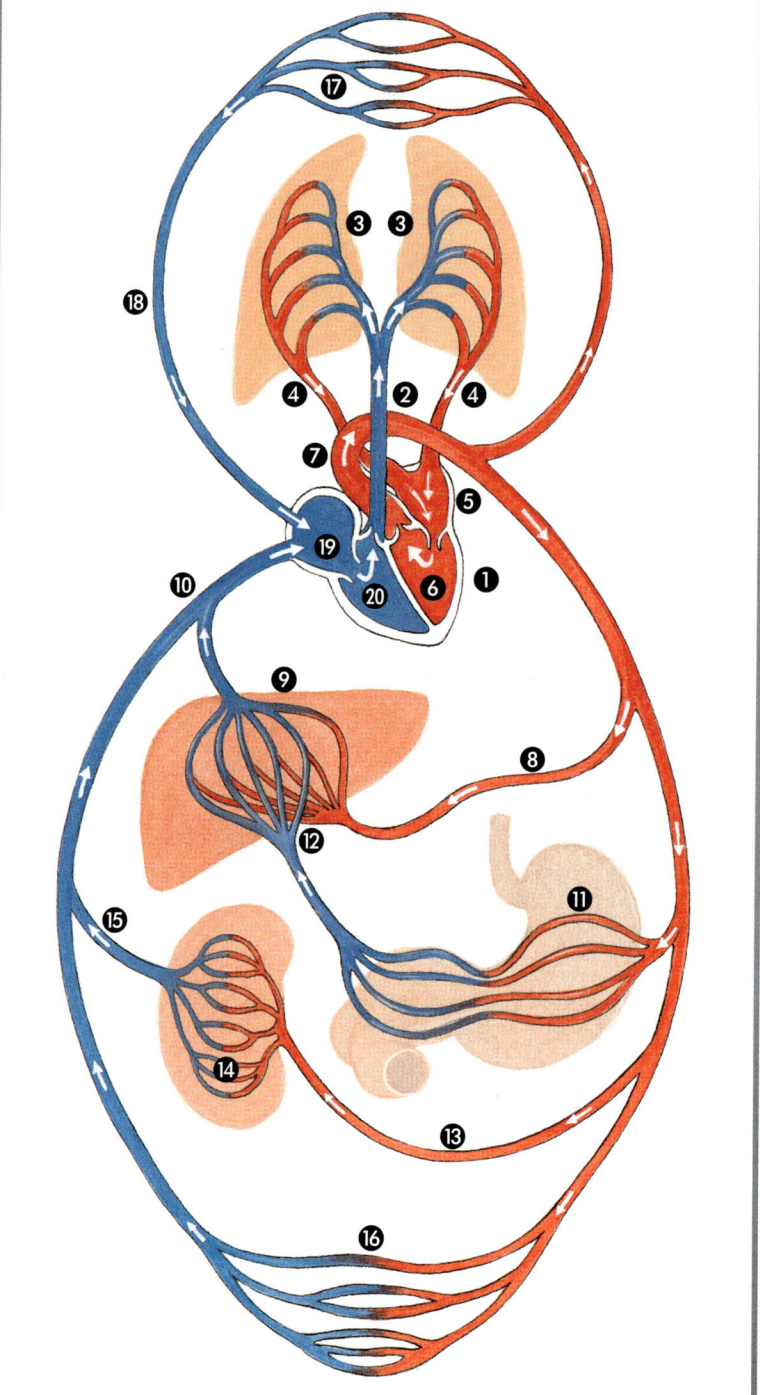

1. Herz
2. Lungenschlagader
3. Kapillarsystem des Lungenkreislaufs
4. Lungenvenen
5. linker Vorhof
6. linke Herzkammer
7. Aorta = Körperhauptschlagader
8. Leberarterie
9. Leberkapillaren und venöses Wundernetz
10. untere Hohlvene
11. Darmarterien und Kapillarsystem des Verdauungstraktes
12. Pfortader
13. Nierenarterie
14. arterielles Wundernetz
15. Nierenvene
16. Kapillarsystem der unteren Körperpartien
17. Kapillarsystem der oberen Körperpartien
18. obere Hohlvene
19. rechter Vorhof
20. rechte Herzkammer

Schematische Zeichnung des menschlichen Blutkreislaufs

die Schwerkraft zurück zu transportieren. Nur in der oberen Körperhälfte fließt das venöse Blut im Stehen nahezu selbständig zum Herz zurück. Während sich die Erdanziehung im Stehen oder Sitzen oberhalb der Herzhöhe positiv auf den venösen Bluttransport auswirkt, ist es in der unteren Körperhälfte genau umgekehrt, denn das Blut muß aus den Füßen und Beinen gegen sein Eigengewicht regelrecht „hochgepumpt" werden.

Erschwerend kommt hinzu, daß der Mensch seit dem entwicklungsgeschichtlichen Schritt vom Vierfüßer zum Zweibeiner eine größere Steigungsstrecke für das Venenblut von den Füßen zum Herz zu bewältigen hat, als von der Natur ursprünglich vorgesehen.

Beim erwachsenen Menschen muß das venöse Blut aus dem Fuß bis zum Herz im Stehen die enorme Strecke von durchschnittlich 150 cm zurücklegen.

AUFGABEN DES VENENSYSTEMS

Die Beinvenen haben im Blutkreislauf unterschiedliche Aufgaben, wobei in erster Linie der Bluttransport, die Kreislaufregulation und die Beeinflussung der Hauttemperatur wichtig sind. Ferner haben die Venen Spezialfunktionen zur Regulierung des Fließwiderstandes im Übergangsbereich von den kleinsten Gefäßen, den Kapillaren, zu den größeren Venen. Sie üben damit eine schützende Ventilfunktion für die kleinsten Hautgefäße aus, die dem vollen Venendruck nicht standhalten könnten.

Das Venensystem ist in ein der Haut zugehöriges **oberflächliches** und ein **tiefes Venensystem,** das von der Beinmuskulatur umgeben ist, aufgebaut. Dabei fließt das venöse Blut aus dem oberflächlichen System auf verschiedenen Etagen des Beins über Verbindungsvenen und Zuflüsse in das tiefe Venensystem und von dort über die untere Hohlvene zum rechten Herzen zurück.

TRANSPORT-MECHANISMEN DES VENENSYSTEMS

Während das arterielle Blut mit hohem Druck vom Herzen ausgeworfen wird und in aufeinanderfolgenden Wellen schubweise durch die Arterien in die entlegensten Ab-

Beim Gesunden fließen circa 10–20 % des venösen Blutes über das oberflächliche (epifasziale) System ab, während 80–90 % den Weg über das tiefe Venensystem nehmen

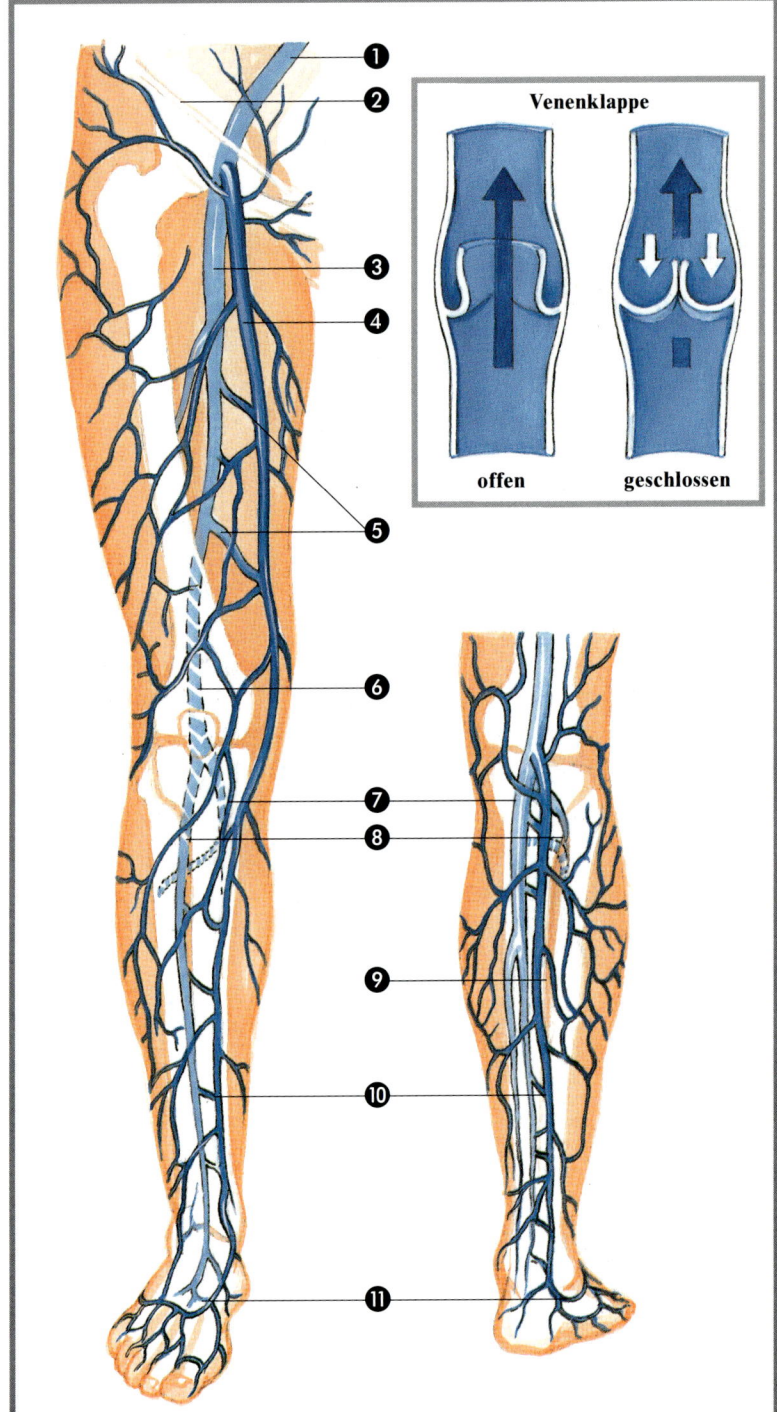

Venenklappe

offen   geschlossen

❶ Beckenvene
❷ Leistenband
❸ Oberschenkelvene
❹ große Rosenvene
❺ Verbindungsvenen
❻ Kniekehlvene (hin-
  ter dem Gelenk)
❼ hintere Schien-
  beinvene
❽ vordere Schien-
  beinvene
❾ kleine Rosenvene
❿ Verbindungsvenen
⓫ venöser Fußrücken-
  bogen

Tiefes (hellblau) und
oberflächliches
(dunkelblau) Bein-
venensystem

schnitte des Körpers strömt, steht dem venösen System keine vergleichbare Unterstützung durch das Herz zur Verfügung. Das Venensystem braucht deshalb weitere Pumpsysteme und Transportmechanismen.

Von entscheidender Bedeutung für die Transportfunktion des Beinvenensystems sind die **Venenklappen.** Sie entsprechen in ihrer Funktion Ventilklappen bzw. Schleusentoren, die den Fluß des Blutes nur in eine Richtung zulassen, aber in Gegenrichtung eine mechanische Sperre bilden, die verhindert, daß das zum Herzen gepumpte Blut wieder in tiefere Körperabschnitte zurückströmt. Ein Versagen des Klappensystems hat unweigerlich zur Folge, daß sich bei aufrechter Körperhaltung in den Beinen mehr venöses Blut sammelt; es kommt zu einer sichtbaren Blutfülle und einem erhöhten venösen Blutdruck in den Beinen, zu schmerzhaften Schwellungen, Stauungen und längerfristig zu Hautveränderungen. Venenklappen haben somit wichtige Steuerungs- und Schutzfunktionen, die bei Schäden am Venenklappensystem verloren gehen. Ursache eines Venenklappendefektes kann zum Beispiel eine ausgeprägte Krampfaderbildung (Varikosis) oder eine abgelaufene Venenthrombose sein. In seltenen Fällen finden sich Klappendefekte bereits von Geburt an, dies ist jedoch die Ausnahme.

■ Als 1. Motor des venösen Blutstroms steht hinter den Kapillaren, am Beginn des venösen Systems, ein verhältnismäßig **geringer Rest-**

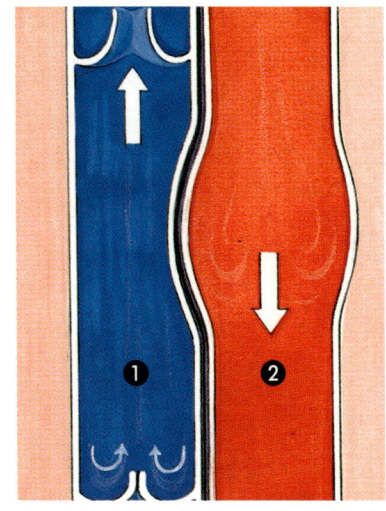

❶ Vene
❷ Arterie

Venöser Bluttransport durch die arterielle Pulswelle

druck aus dem arteriellen Gefäßsystem zur Verfügung.

■ Da Arterien und Venen oft eng benachbart verlaufen, kann sich die arterielle Druckwelle vom Herzen auf die Vene übertragen: die sich ausdehnende Arterie drückt die Vene von außen zusammen. Die Venenklappen gewährleisten, daß sich die Blutbewegung in den Venen Richtung Herz fortpflanzt.

Diese **arterielle Pulswelle** wirkt als 2. Motor.

■ Die **Brustkorb-Bauch-Zweiphasenpumpe,** die atemabhängige Blutbewegungen in den Venen erzeugt, steht als 3. Motor der Blutbewegung bereit. Wirkprinzip dieser Pumpe sind die Druckschwankungen in Brustkorb und Bauchraum beim Atmen. Während der Einatmung senkt sich das Zwerchfell, und der Druck im Bauchraum steigt an. Dieser Druck lastet auch auf den Bauch- und Beckenvenen, in denen das Blut entsprechend ausgepreßt und durch die Venenklappen zum

Herzen bewegt wird. Da während der Einatmung der Druck im Brustkorb sinkt, wird das Blut in den Venen aus dem Bauchraum in die Venen des Brustkorbs gesogen („2-Phasen-Pumpe").

Während der Ausatmung ergeben sich die gegensinnigen Druckveränderungen in Brust- und Bauchraum: die Druckveränderungen begünstigen den Blutstrom aus den tiefergelegenen Beinvenen in die Becken- und Bauchvenen und die Blutbewegungen aus der oberen Hohlvene des Brustkorbs in das rechte Herz. Die Auswirkungen der Atmung auf das Venensystem nehmen bei sportlicher Aktivität zu, weil dann die Leistung der Atempumpe zunimmt.

■ Daneben entfaltet das Herz als 4. Motor selbst noch eine **geringe Sogwirkung auf das venöse Blut,** die sich jedoch nur in unmittelbarer Herznähe auf den Bluttransport auswirkt.

Diese 4 Transportmechanismen allein könnten niemals den venösen Rückstrom bewältigen, sie haben nur eine unterstützende Funktion.

■ Von entscheidender Bedeutung sind diejenigen Pumpsysteme, die unter dem Begriff **Gelenkmuskelpumpen** zusammengefaßt werden und den 5. und zugleich wichtigsten Motor der venösen Blutbewegung darstellen. Die Funktion der Gelenkpumpen kommt durch abwechselnde Beuge- und Streckbewegungen der einzelnen Gelenke und der über die Gelenkregion hinwegziehenden Sehnen und Muskelanteile zustande.

DAS FUNKTIONS-PRINZIP DER GELENKMUSKELPUMPEN

Anschaulich darstellbar ist die Funktionsweise der Wadenmuskelpumpe anhand eines einfachen Modells, nämlich der Wirkung des Bizepsmuskels am eigenen Oberarm: Umfaßt man mit der linken Hand kräftig den rechten Bizeps bei gestrecktem rechten Arm und winkelt den rechten Arm dann an, kommt es zu einer zunehmenden Spannung mit Dehnung der umgreifenden Hand. Der Muskelquerschnitt des Bizepsmuskels ändert sich bei Anspannung: der Muskel wird kürzer und dafür in der Mitte dicker. Dieses Wechselspiel zwischen dickem und dünnem Muskelbauch überträgt seine Volumenänderung an den Beinen analog auf die benachbart liegenden Venen. Muskelkontraktionen laufen ab, wenn die Muskulatur bewegt wird, wenn sich der Mensch aktiv bewegt. Seit alters her wird deshalb die Bewegungstherapie bei Venenerkrankungen aufgrund positiver klinischer Erfahrungen befürwortet.

Das Blut wird durch die Muskelanspannung nicht wahllos weggedrückt, sondern durch die kanalisierende Funktion der Venenklappen in Richtung Herz geleitet. Sind die Klappen jedoch defekt, kommt es zum Pendelfluß, die Strömungsrichtung kehrt sich ständig um, ein geordneter Abfluß findet nicht mehr statt. Blut, das sich aufstaut oder dessen Fließgeschwindigkeit sehr stark verlangsamt ist, kann gefähr-

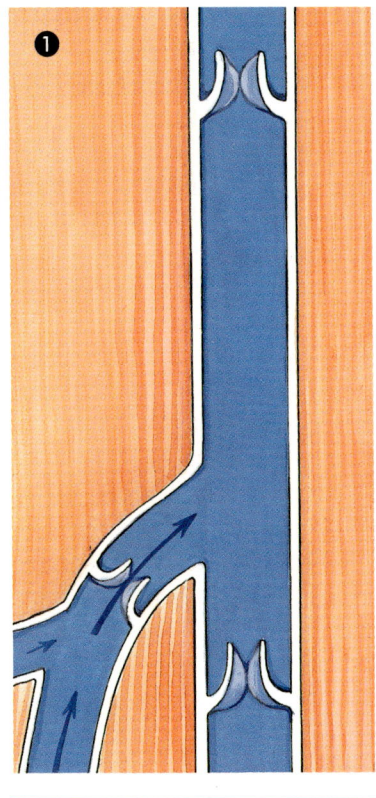 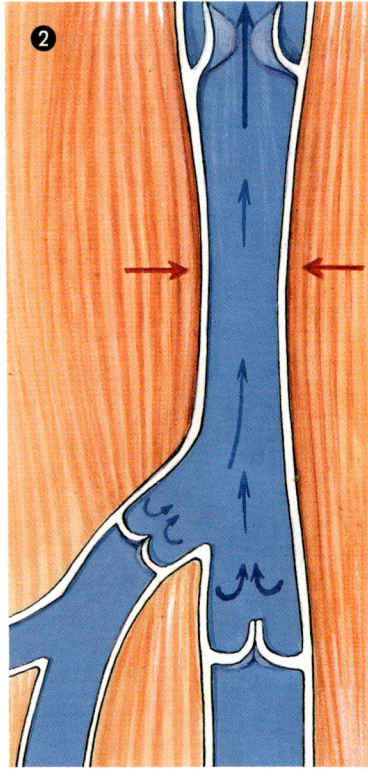

liche Blutgerinnsel in den Gefäßen bilden. Im Fachgebrauch spricht man dann von einer Thrombose.

Ähnlich negativ wie die gestörte Venenklappenfunktion wirkt sich auch eine gestörte Beweglichkeit im Gelenk aus. Am Beispiel mit dem Bizepsmuskel wird sehr deutlich, daß die venösen Transportmechanismen der Muskelpumpen ausfallen, wenn der Arm sich im Ellbogengelenk nicht mehr beugen läßt. Eine ähnliche Situation ergibt sich am Bein, wenn Knie oder Sprunggelenk ausfallen. Von höchster Wichtigkeit für den Blutfluß im Venensystem ist die Beweglichkeit des oberen Sprunggelenks am Übergang vom Fuß zum Unterschenkel,

weil die Funktionen der Achillessehne und der kräftigen Wadenmuskulatur davon abhängig sind. Ein Ausfall dcs Sprunggelenks kann daher katastrophale Folgen für die Wadenmuskelpumpe haben. Es muß jedoch gar nicht erst zum Totalausfall der Gelenkfunktion kommen: Bereits ein gesunder Mensch verliert mit zunehmendem Alter kontinuierlich an Bewegungsumfang im Sprunggelenk, die Kraft der Muskeln läßt nach. Eine schon bestehende Venenerkrankung mit Schwellungsneigung des Beins oder schmerzhafter Schonhaltung sowie atrophierte (rückgebildete) Muskelanteile können ähnlich negative Wirkungen haben.

Die Wadenmuskelpumpe am Unterschenkel erbringt mit Abstand die höchste Förderleistung aller venösen Transportmechanismen

DIE BEDEUTUNG DER GELENKMUSKELPUMPEN

In wissenschaftlichen Untersuchungen konnte Professor Schmeller aus Lübeck nachweisen, daß der Rückgang der Sprunggelenksbeweglichkeit zu einem weitgehenden Erliegen der venösen Transportfunktion am Bein führt und gleichzeitig zu einer Verringerung des venösen Abflusses aus dem Bein.

Das therapeutische Anliegen besteht deshalb in einer Kräftigung der beteiligten Muskulatur, in einer Verbesserung der Sprunggelenksbeweglichkeit sowie einer Unterstützung der Klappenfunktion des Venensystems.

Bei einem Schritt wird durch die Kontraktion der Wadenmuskulatur bis zu ein Viertelliter Blut herzwärts befördert

Neben der bereits ausführlich beschriebenen Wadenmuskelpumpe am oberen Sprunggelenk führt ein ganzes „Team" von Muskelpumpen in aufsteigender Reihenfolge am Bein zu einem funktionellen Zusammenspiel der Gesamttransportfunktion. Durch das wechselnde Anspannen und Entspannen der Muskulatur wird das venöse Blut herzwärts gepreßt. In der Muskelanspannungsphase erfolgt eine Drucksteigerung in den tiefen Leitvenen, die von der Muskulatur des Beines und den Ober- und Unterschenkelknochen als Widerlager umgeben sind. Während der Entspannungsphase des Muskels füllen sich die leergepreßten Venen vom Fuß her wieder auf.

DIE WICHTIGSTEN TRANSPORTMECHANISMEN FÜR DAS VENENBLUT

Venenklappen: Sie übernehmen die wichtige Ventilklappenfunktion und sind Voraussetzung für das Funktionieren der nachfolgend genannten Transportmechanismen.

1. Gelenkmuskelpumpen: Transportmechanismen bei körperlicher Bewegung durch die äußere Pumpwirkung der Muskeln auf die Venen.

2. Arterielle Pulswelle: Druckübertragung von der sich ausdehnenden Arterie auf die sich passiv verengende Vene.

3. Atmung: Durch die atemabhängige Bewegung des Zwerchfells wird Blut zum Herzen gepumpt („2-Phasen-Pumpe").

4. Druck des Kapillarblutes: Das arterielle Blut hat vom Herzen her noch einen geringen Restdruck, wenn es im venösen Gefäßsystem ankommt.

5. Sogfunktion des Herzens: Durch die Kontraktion des Herzmuskels entsteht ein Sog auf das venöse Gefäßsystem, wodurch das venöse Blut leicht zum Herzen angesaugt wird.

Bei der Kontraktion des Triceps surae, dem kräftigsten Wadenmuskel am Unterschenkel, entsteht ein Verdrängungsdruck, welcher der Ruheleistung des Herzens entspricht.

Beim Gesunden erniedrigt die Wadenmuskelpumpe den Venendruck in den Fuß- und Beinvenen bei jedem Schritt. So entsteht zwischen den Arterien und Venen ein Druckgefälle, welches die Gewebedurchblutung verbessert.

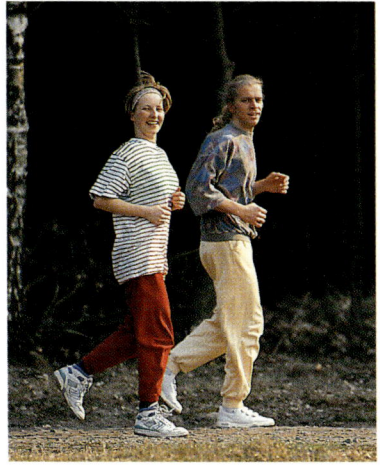

Die beim Laufen aktiven Gelenk- und Muskelpumpen der Beine:

- Saugpumpe unter dem Leistenband
- Oberschenkelmuskelpumpe
- Kniegelenkpumpe
- Wadenmuskelpumpe
- Sprunggelenkpumpe
- Zehen- und Fußsohlenpumpe

WARUM SIND VENENLEIDEN SO WEIT VERBREITET?

Aus Überlieferungen und antiken Abbildungen wissen wir heute, daß Krampfaderleiden bei den Menschen bereits vor Jahrtausenden beobachtet und damals auch erste Behandlungsversuche unternommen wurden. Auf einem griechischen Relief aus dem Jahre 400 v.Chr. fand sich zum Beispiel die Darstellung von Unterschenkelvarizen bei einem Griechen, der zum Dank seiner Heilung den Göttern die bis heute erhaltene Tafel stiftete. Aus anderen antiken Zeichnungen und Überlieferungen der arabischen Medizin sind Behandlungsversuche mit Kompressionsbinden bekannt, wie sie noch heute in verbesserter medizinischer Form zum Einsatz kommen.

Die Hauptursache für das Auftreten von Krampfadern wird in erster Linie in dem aufrechten Gang des Menschen und den dadurch bedingten Veränderungen der Durchblutungsverhältnisse gesehen. Der Einfluß der Schwerkraft auf den venösen Bluttransport aus den Beinen zum Herzen scheint der entscheidende Ursachenfaktor für das menschliche Krampfaderleiden zu sein. Im gesamten Tierreich, auch bei extrem großen Tieren wie der Giraffe und dem Strauß, gibt es kein dem menschlichen Krampfaderleiden vergleichbares Krankheitsbild.

Der Begriff „Krampfader" leitet sich vom Begriff „Krumm-Ader" ab und hat keinen inhaltlichen Bezug zum Krampfzustand oder Wadenkrampf, wie oft fälschlich vermutet wird

WIE ENTSTEHEN VENENERKRANKUNGEN?

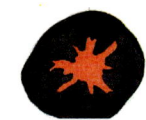

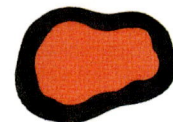

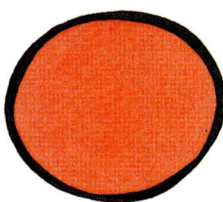

Venenquerschnitt bei zunehmendem Füllungsdruck

Im Gegensatz zu den sehr muskelstarken Arterien sind die Venen relativ dünnwandige, muskelarme Gefäße. Während die tiefen Venen von einem äußeren Mantel aus Knochen und Muskeln des Beines stabilisiert werden, liegen die oberflächlichen Venen direkt unterhalb der Haut und werden nur auf ihrer Unterseite durch einen festen, bindegewebigen Anteil, die Faszienhülle, gestützt. Die oberflächlichen Venen leiden deshalb besonders unter einer Kombinationsbelastung aus anlagebedingter Schwäche, Altersveränderungen, Bewegungsmangel und einer Erhöhung des Venendrucks. Bei Frauen führen hormonelle Umstellungen, insbesondere in der Schwangerschaft, zu einer größeren Dehnbarkeit der Venen und einem Verlust an Spannkraft. Bei langandauernden sitzenden Tätigkeiten oder monotonem Stehen kommt es durch die Untätigkeit der Wadenmuskelgelenkpumpe zu Stauungsbeschwerden im Unterschenkelbereich. Übergewicht, Bewegungsmangel und starkes Pressen, zum Beispiel durch das Heben schwerer Lasten, können zu einer Schädigung des Venenklappensystems in den oberflächlichen Leitvenen führen.

RISIKOFAKTOREN FÜR DAS AUFTRETEN VON VENENERKRANKUNGEN

Risikofaktoren erster Ordnung:
- erbliche Veranlagung
- Geschlecht (Frauen neigen aufgrund hormoneller Einflüsse vermehrt zu Venenleiden)
- Schwangerschaften

Risikofaktoren zweiter Ordnung:
- Übergewicht
- Rauchen
- Bewegungsmangel
- zunehmendes Alter
- äußere Faktoren, wie berufliche Einflüsse („Stehberufe" oder schwere körperliche Arbeit), aber auch dauernd sitzende Tätigkeit („Büromenschen")

Die Störungen der venösen Durchblutung verursachen sichtbare (Stauungszeichen, Ödem) und mikroskopisch sichtbare Veränderungen der Haut und ihrer Blutgefäße, insbesondere in der Knöchelregion. Die chronisch venöse Stauung betrifft nicht nur die Haut selbst, sondern auch Gewebe in der Unterhaut, Verschiebeschichten in der Nähe der Achillessehne und die Gelenkkapseln des oberen und des unteren Sprunggelenkes, ja sogar die knöchernen Strukturen selbst. Die reduzierte venöse Abpumpleistung mit Stauung im Gewebe kann also zu Beeinträchtigungen der Sprunggelenksbeweglichkeit führen. Endstadium ist im ungünstigsten Fall eine Spitzfußstellung. Diese Beweglichkeitseinschränkung im oberen Sprunggelenk führt aufgrund des verminderten Bewegungsumfangs und der unzureichenden Pumpwirkung der Muskeln auf die Venen wiederum zu einer Leistungsminderung der Wadenmuskelgelenkpumpe: es beginnt ein sich selbst verstärkender Teufelskreis. Neben einem Funktionsverlust und den Beschwerden durch das Venenleiden drohen dem Betroffenen längerfristig oft Berufsunfähigkeit und Invalidisierung.

VENENERKRANKUNGEN UND IHRE URSACHEN

Der Begriff „chronische Veneninsuffizienz" beschreibt ein Versagen der Entsorgungsfunktion des Venensystems: Das Blut wird nicht mehr an den Bedarf angepaßt zurücktransportiert.

In der Folge entwickelt sich eine chronisch venöse Stauung. Schmerzen, Spannungs- und Schweregefühl stellen sich ein. Das Bein wird dick, unangenehme Wärme- oder auch Kältegefühle stören. Mancher Betroffene kann langes Sitzen, zum Beispiel bei Autofahrten, nicht mehr ertragen.

Es besteht dann ein quälender Drang zur Bewegung der Beine.

Solange die Haut noch keinen Schaden genommen hat, liegt eine chronisch venöse Insuffizienz (CVI) im Stadium I nach Widmer vor. Die chronisch venöse Stauung, durch die Blutbestandteile (Eiweiße) in das Gewebe abgepreßt werden und bei eingeschränkter Entsorgung dort liegen bleiben, löst chronische Entzündungsprozesse aus: die Haut wird hart (Fibrosierung) und verfärbt sich bräunlich. Es bleiben Abbauprodukte von roten Blutzellen (Hämosiderin) im Gewebe liegen, und es wird vermehrt Pigment (Farbstoffpartikel) in der Haut gebildet.

Die feinsten Blutgefäße der Haut, die Kapillaren, die das arterielle Blut in der Haut verteilen, gehen zugrunde. Dies verschlechtert zusätzlich die bereits durch den fehlenden Abtransport beeinträchtigte Haut-versorgung gravierend. Sobald die Ver- und Entsorgung den Ruhestoffwechsel der Zellen nicht mehr sicherstellen kann, gehen die Zellen zugrunde: es entsteht spontan eine noch sehr verzögert abheilende Wunde (Nekrose), meist im Innen- oder Außenknöchelbereich am Unterschenkel.

KLINISCHE STADIENEINTEILUNG DER CHRONISCHEN VENENINSUFFIZIENZ NACH WIDMER

Stadium 1: Schwellungsneigung, sichtbare Venenzeichnungen am Bein
Stadium 2: Pigmentveränderungen der Haut, Hautverhärtungen
Stadium 3: Schwere Hautschäden mit offenem Bein oder Zustand nach dessen Abheilung

---

DER VENEN-KLAPPENUNTERGANG

Die Ursachen der anlagebedingten primären Varikose, also des umgangssprachlich „einfachen Krampfaderleidens", sind noch nicht recht verstanden worden. Es gibt Hinweise auf eine gestörte Zusammensetzung der Venenwand (Kollagenvernetzung). Eine vorübergehende Behinderung des venösen Abstroms bei gleichzeitig hormonell bedingter Lockerung des (kollagenen) Bindegewebes macht die Schwangerschaft zu einer besonders kritischen Phase, in der die Krampfaderbildung ausgelöst oder verstärkt wird. Immer wieder stark erhöhte Drucke in den Beinvenen mit Preßatmung (bei Gewichtheben, Tragen schwerer Lasten) werden auch für die Entstehung von Krampfadern verantwortlich gemacht. Die Erweiterung der Hautvenen betrifft auch die venösen Abschnitte, die Klappen tragen. Die Segel der Klappen weichen auseinander, allmählich wird die Klappe undicht und läßt das venöse Blut wieder in Richtung Fuß zurückfließen. Die Funktion der Venenklappe als Ventil ist dann gestört, die Klappe wird insuffizient.

Bei einem gestörten Rückfluß vergrößert sich die Gefahr der Bildung von Blutgerinnseln (Thromben) an den Gefäßwänden. Die katastrophalen Auswirkungen der Thrombose für die betroffenen Venenabschnitte sind bekannt. Zunächst verlegen die Blutgerinnsel die tiefen Leitvenen und blockieren – je nach Ausdehnung und Befallmuster – den Blutrückfluß zum Herzen.

Während der ersten Tage und Wochen nach der Thromboseentstehung werden die Blutgerinnsel meist noch vom Körper selbst aufgelöst, zum Teil allerdings nur unvollständig. Die verbleibenden Thromben behindern den venösen Abstrom zum Herzen langfristig. Später führt ein Umbau der Thromben in den Venen zu einer teilweisen oder vollständigen Zerstörung der Venenklappen selbst.

Der erhöhte Abstromwiderstand durch verbliebene Gerinnselteile in den Leitvenen und die Funktionsstörung der insuffizienten oder schließunfähigen Klappen charakterisieren die venöse Durchblu-

> **Zwei Formen der Venenerkrankung werden unterschieden:**
> ● **die primäre Varikosis, also das sichtbare Krampfaderleiden ohne erkennbare Ursache und**
> ● **das gestörte Venensystem in Folge einer abgelaufenen Venenthrombose als sogenanntes „postthrombotisches Syndrom".**

tungssituation der Beine nach einer Thrombose.

Die sich ausbildenden Veränderungen am Venensystem und an der Haut werden von den Ärzten als **„postthrombotisches Syndrom"** bezeichnet.

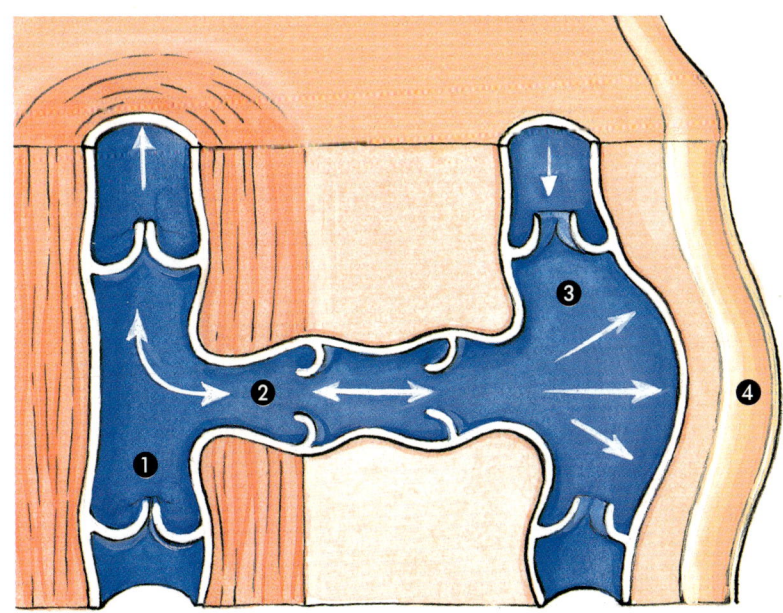

❶ tiefe Vene
❷ Verbindungsvene mit defekten Venenklappen
❸ oberflächliche Vene
❹ Haut

Erkrankte Verbindungsvene. Das Blut drückt aus der tiefen Vene nach außen gegen die Haut. Entzündungen und Geschwüre können die Folge sein

DIE OBERFLÄCHLICHE VENENENTZÜNDUNG (THROMBOPHLEBITIS)

Die oberflächlichen Venen können sich entzünden, wobei der Entzündungsprozeß von der Innenwand zu den äußeren Wandschichten fortschreitet. Als Zeichen des Entzündungsprozesses sind oft eine deutliche Rötung und eine besondere Schmerzhaftigkeit im Entzündungsareal anzutreffen. Als häufige Auslöser gelten Injektionen oder Infusionen (Infusionsphlebitis). In jüngster Zeit wurde auch über Venenentzündungen an den Beinen durch den hohen mechanischen Reiz von Unterwasserdüsen in Schwimmbadeinrichtungen berichtet, die durch die hohe Druckbelastung zu Reizungen und entzündlichen Veränderungen der oberflächlichen Venen führen können. Venenkranke sollten deshalb sanfte Wasseranwendungen und Kneippsche Güsse wählen und die Hochdruckdüsen meiden.

Besonders gefährdet, eine tiefe Beinvenenthrombose zu entwickeln, sind bettlägerige Patienten nach Operationen, Unfällen, Herzinfarkt oder Schlaganfall

DIE TIEFE BEINVENENTHROMBOSE (PHLEBOTHROMBOSE)

Unter einer Thrombose wird die Entstehung eines Blutgerinnsels verstanden. Kommt es in einer tiefen Vene zu einer solchen Blutgerinnselbildung, wird von einer tiefen Beinvenenthrombose gesprochen. Drei wesentliche Faktoren sind für das Entstehen einer Thrombose bekannt:

1. ein Gefäßwandschaden
2. eine erhöhte Gerinnungsneigung sowie
3. eine Störung der Fließeigenschaften des Blutes

Obgleich sich Thrombosen in allen Körpervenen entwickeln können, sind doch zu 90 % die tiefen Beinvenen davon betroffen. In der Entstehungsphase einer tiefen Venenthrombose ist das Blutgerinnsel nur locker mit der Venenwand verklebt. Kommt es zu einem Abschwemmen des Blutpfropfs, spricht man von einem Embolus, was übersetzt „wandernder Blutpfropf" heißt. Von dem tiefen Beinvenensystem wird der Blutpfropf mit dem strömenden Blut in Richtung Herz gespült. Von dem rechten Vorhof gelangt er weiter in die Lunge. Hier kann er die gefürchtete Lungenembolie verursachen, die im schlimmsten Falle tödlich verläuft. Noch heute sterben jährlich 30 000 Menschen in Deutschland an den Folgen einer Lungenembolie.

Bleibt das Blutgerinnsel im Gefäß liegen, so verwächst es innerhalb von Tagen und Wochen mit der Venenwand. Die Vene wird verstopft und der Blutstrom unterbrochen. An dem tiefen Venensystem entstehen dadurch meist irreparable Schäden. Da circa 80–90 % des venösen Blutes über das tiefe Leitvenensystem abfließen, ist eine Gefäßschädigung oder ein Untergang der Venenklappen in diesem Bereich so folgenschwer, daß sie zu einem chronischen Krankheitsprozeß, dem sogenannten postthrombotischen Syndrom mit schweren Störungen des gesamten venösen Gefäßsystems unter Mitbeteiligung anderer Organstrukturen am Bein – vorzugsweise der Haut – führen kann.

Frauen sind besonders nach der Entbindung im Wochenbett einem deutlich erhöhten Risiko ausgesetzt. Die mangelnde Bewegung der Beinmuskulatur führt durch die Lahmlegung der Wadenmuskelgelenkpumpe zu einer verhängnisvollen Strömungsverlangsamung des Blutes in den venösen Gefäßen am Bein, wodurch eine Gerinnselbildung begünstigt wird. Medizinische Eingriffe, die eine längere Ruhigstellung des Beines erfordern, wie zum Beispiel ein Liegegips, stellen besondere Risikosituationen für eine Thromboseentstehung dar, der wirksam vorgebeugt werden muß. Da eine tiefe Beinvenenthrombose auch mit relativ uncharakteristischen Beschwerden einhergehen kann, ist sie nicht immer rechtzeitig zu erkennen. Alarmsignale sind ein zumeist ziehender Schmerz im Bein, eine zunehmende Rötung oder Verfärbung der Haut, eine Umfangszunahme des betroffenen Beins im Vergleich zum gesunden Gegenbein oder Schmerzen in der Wade oder am Fuß, die nicht durch Überanstrengung oder den bekannten „Muskelkater" hervorgerufen worden sind.

VORBEUGUNG EINER BEINVENENTHROMBOSE

Zum Schutz vor einer tiefen Beinvenenthrombose werden heute eine Reihe von Vorbeugemaßnahmen ergriffen. Die Maßnahmen versuchen alle, die drei Risikofaktoren der Thromboseentstehung günstig zu beeinflussen: wichtig ist vor allem ein ausreichend rascher Blutfluß im venösen Gefäßsystem.

Durch eine frühzeitige **krankengymnastische Mobilisationstherapie** nach operativen Eingriffen kann der Thromboseenstehung wirksam entgegengewirkt werden. Deshalb wird heute zum frühestmöglichen Zeitpunkt nach einer Operation damit begonnen, durch ein krankengymnastisches Übungsprogramm die venösen Transportmechanismen an den Beinen zu aktivieren.

Begleitend zu der Bewegungstherapie werden bei gefährdeten Patienten **Antithrombosestrümpfe oder Kompressionsverbände** eingesetzt, um den Gefäßdurchmesser der Venen zu vermindern und damit den Blutdurchfluß zu beschleunigen. Den gefürchteten Blutstauungen und Gerinnselbildungen wird dadurch begegnet.

Durch die Gabe geeigneter **Medikamente** können auch die Gerinnungseigenschaften des Blutes so verändert werden, daß die Gefahr einer Thromboseentstehung gesenkt wird. Zu den bekanntesten Wirkstoffen in der Klinik zählen die Heparine, die gespritzt werden, sowie andere Wirkstoffgruppen, die

Wichtig ist vor allem ein ausreichend rascher Blutfluß im venösen Gefäßsystem

Beim begründeten Verdacht auf eine akute Venenthrombose sollte sofort reagiert und ein Arzt hinzugezogen werden.

Neuartige medizinische Behandlungsmethoden gestatten heute sogar ein Entfernen oder ein Auflösen der gefährlichen Blutgerinnsel unter medizinischer Überwachung. Der Erfolg dieser Maßnahmen ist aber nur dann gegeben, wenn sie bereits in den ersten Stunden nach Auftreten der Thrombose ergriffen werden. Deshalb ist rasches Handeln erforderlich.

**Motto: „Laufen
und liegen ist gut
– stehen und sit-
zen ist schlecht"**

die Blutgerinnungseigenschaften nachhaltig verändern können.

Weil die oben genannten Präparate eine Reihe von Nebenwirkungen in sich bergen und sich wechselseitig gefährlich in ihren Wirkungsweisen verändern und verstärken können, dürfen sie nur nach genauer ärztlicher Anweisung eingesetzt werden. Patienten mit abgelaufenen Thrombosen oder bekannten Venenwandschäden sollten die Thrombosevorbeugung besonders gewissenhaft betreiben, weil die rauhere Oberfläche einer vorgeschädigten Venenwand in weit höherem Maße zur Neubildung eines Gerinnsels neigt als eine gesunde Innenfläche.

Die Bewegungstherapie mit gezielten Venensportübungen kann in diesem Zusammenhang eine wichtige Rolle spielen. Alle sinnvollen Therapiemaßnahmen sollten mit den behandelnden Ärzten genau besprochen werden.

ALLTAGSTIPS FÜR PATIENTEN MIT VENENLEIDEN

■ Beim Sitzen in Ruhe möglichst die Beine hochlagern.

■ Längeres Stehen möglichst vermeiden. Ruhepausen mit Beinentlastung einlegen oder möglichst stündlich einige Minuten lang Venengymnastik durchführen.

■ Bequeme Kleidung tragen, die nicht die Atmung beeinträchtigt.

■ Schuhwerk ohne hohe Absätze benutzen sowie auf ein gutes Fußbett achten.

■ Übermäßiges Gewicht abbauen, um die Gelenke und den Kreislauf zu entlasten.

UNTERSUCHUNGS-METHODEN

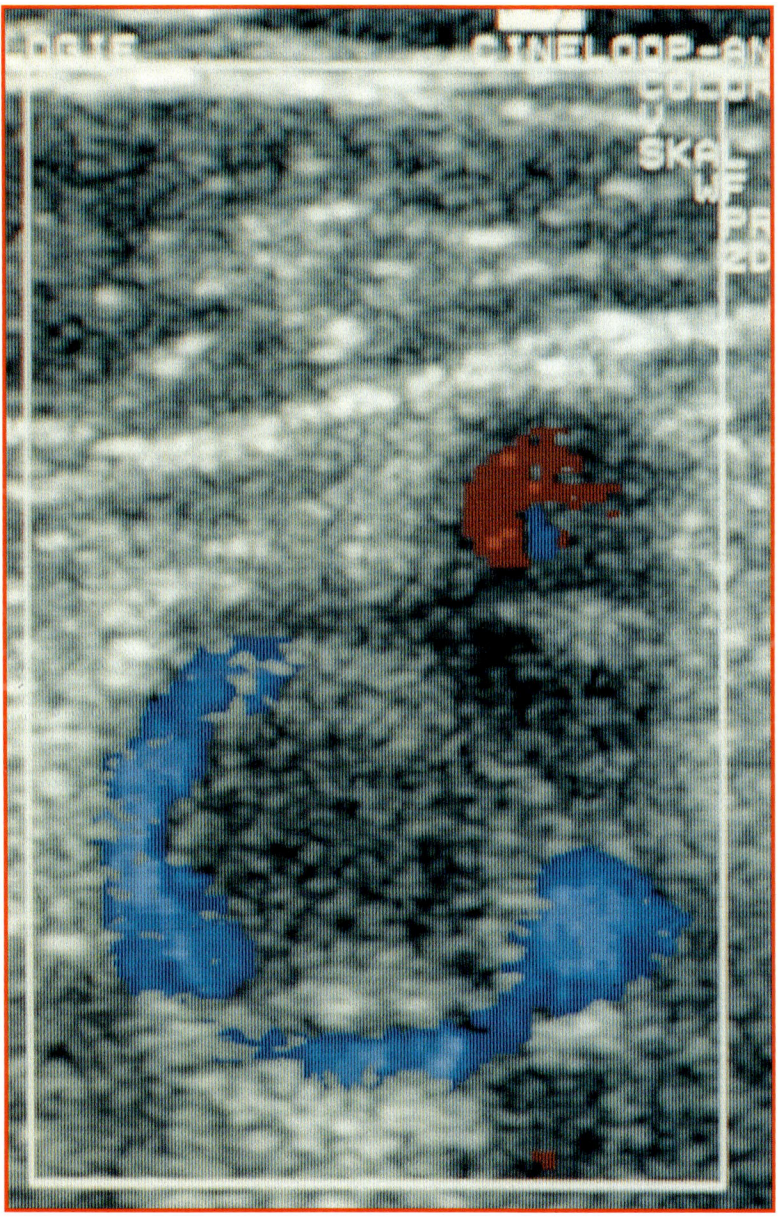

Den Phlebologen steht heute eine Auswahl hochentwickelter bildgebender Verfahren zur Verfügung, um die Ursachen für die Venenprobleme exakt zu bestimmen

Da das Venensystem aus einem oberflächlichen und einem tiefen System aufgebaut ist, können mit dem bloßen Auge bei einer Untersuchung nur die sichtbaren Veränderungen beurteilt werden, die sich direkt unter der Haut abspielen. Dazu zählen zum Beispiel Besenreiservarizen, Krampfadern oder Stauungsekzeme.

Zur weiteren Abklärung kommen beim Facharzt spezielle Untersuchungsmethoden und Geräte zum Einsatz, von denen der größte Teil völlig ungefährlich und schmerzfrei ist. Neue technische Entwicklungen haben in den letzten Jahren zahlreiche Verbesserungen auf diesem Gebiet erbracht.

Zu den gängigen Funktionstests zählt zum Beispiel der **Gehtest mit einer Staubinde am Bein,** bei dem bereits erste Aussagen über den Funktionszustand des Venensystems möglich sind. Wird der Abfluß des Blutes in den oberflächlichen Venen durch eine Staubinde unterhalb des Knies verhindert, so nimmt die sichtbare Blutfülle bei intaktem tiefen Venensystem während des Gehens ab, weil dieses als Umgehungskreislauf funktioniert. Ist jedoch das tiefe Venensystem verschlossen, so kann die Muskulatur das Blut weder über das verschlossene tiefe Venensystem noch über das oberflächliche, künstlich aufgestaute System, abtransportieren. Der oberflächliche Blutstau wird sich noch weiter verstärken und ist sichtbarer Ausdruck eines gestörten venösen Abtransports.

Eine Reihe wichtiger technischer Verfahren hat in den letzten Jahren die Untersuchungsmöglichkeiten in entscheidendem Maße verbessert und verfeinert. Dazu gehören die ultraschall- und infrarotlichtunterstützten Systeme.

ULTRASCHALL-DOPPLER-VERFAHREN

Das Ultraschall-Doppler-Verfahren benutzt Schallwellen, wie sie aus der Natur von den Navigationssystemen der Fledermäuse bekannt sind, zur Ortung des Blutflusses in den Venen. Dieses Verfahren hat den Vorteil, daß die ausgesandten und empfangenen Schallwellen vom menschlichen Ohr nicht als störend wahrgenommen werden, aber aus dem Empfangssignal wichtige Informationen abgeleitet und bedarfsgerecht aufbereitet werden können. Die kleinen Ultraschall-Untersuchungssonden von der Größe eines normalen Kugelschreibers senden Schallwellen in das Gewebe, wo die vorbeifließenden Blutzellen die Wellen wie ein Echo reflektieren. Durch die zeitliche Verschiebung der Signalwellen zwischen Aussendung und Empfang durch die gleiche Sonde wird eine Aussage darüber ermöglicht, wie schnell sich die Blutzellen fortbewegen, auf die die Schallwellen auftreffen. Damit der Schall ungehindert in die Haut ein- und austreten kann, wird zur Untersuchung noch ein Kontaktgel zwischen Sonde und Haut gegeben. Durch spezielle Untersuchungstechniken kann beurteilt werden, in

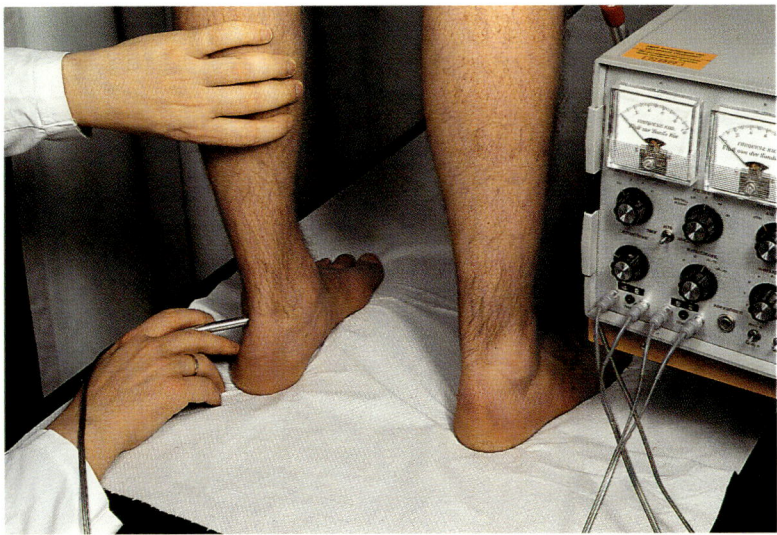

Ultraschall-Doppler-Sonographie am Bein

welcher Richtung das Blut in den Venen strömt und ob zum Beispiel aus tiefen Verbindungsvenen Blut entgegen der natürlichen Richtung in oberflächliche Venen austritt. Das Ultraschall-Doppler-Verfahren hat in der Venendiagnostik einen sehr großen Stellenwert erlangt und gehört zu den grundlegenden Funktionsuntersuchungen.

PHOTOOPTISCHE MESSVERFAHREN

Hinter den kompliziert klingenden Namen **Lichtreflexionsrheographie** und **Digitale Photoplethysmographie** mit den Kurzbezeichnungen „LRR" und „DPPG" verbergen sich zwei sehr ähnliche Geräteentwicklungen, die wichtige unblutige Diagnoseverfahren dar-

stellen. Sie beruhen auf einem indirekten Meßverfahren mit Lichtwellen und gestatten eine Aussage darüber, wie gut das Venensystem das venöse Blut bei einer standardisierten Belastung abtransportieren kann. Dazu wird ein Meßkopf, dessen Licht einer bestimmten Wellenlänge in die Haut eindringt und den Füllungsgrad des Gewebes mit venösem Blut mißt, am Unterschenkel mit einem Klebering befestigt. Beim Auf- und Absenken des Fußes wird das Venenblut durch die Wadenmuskelaktivität abgepumpt, und das Gerät registriert die abnehmende Blutmenge. Mit einem angeschlossenen Schreiber läßt sich dieser Vorgang aufzeichnen und später sehr gut nachvollziehen. Die Menge des abgepumpten Blutes sowie die Zeit, bis sich das Venensystem wieder auffüllt, geben eine gute Information darüber, ob Abfluß- bzw. Klappenfunktionsstörungen vorlie-

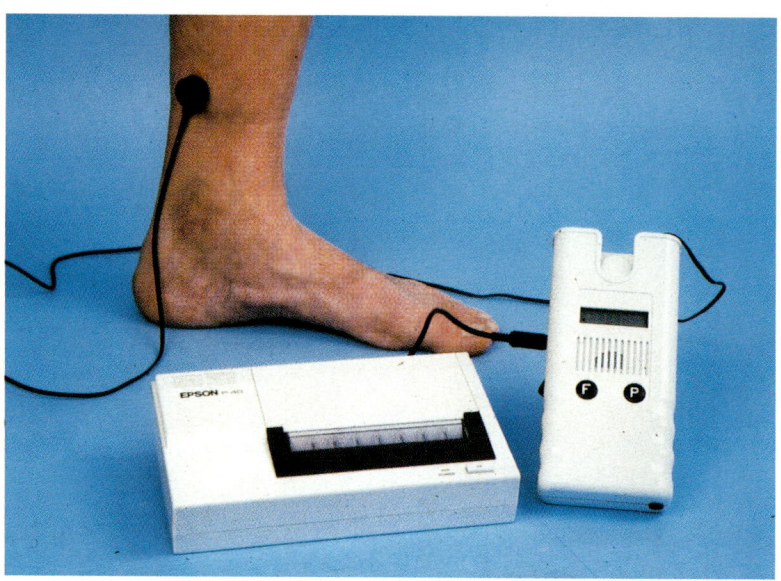

Sonde und Auswertungseinheit bei der DPPG

gen. Innerhalb weniger Minuten kann so eine Aussage getroffen werden. Die Kombination dieses Verfahrens mit den eingangs erwähnten Staumanschetten kann dazu benutzt werden, auch die Funktionstüchtigkeit des tiefen Venensystems gezielt vor einer Operation oberflächlicher Krampfadern zu überprüfen. Wird der oberflächliche Abfluß durch eine eng angelegte Staumanschette unterbunden und kommt es darunter zu einem besseren Abtransport des venösen Blutes, so kann davon ausgegangen werden, daß der Patient von einer operativen Sanierung des oberflächlichen Venensystems profitieren wird. Verschlechtert sich während dieser Tests der Blutabstrom aus dem Bein, muß von einer Störung im tiefen Venensystem ausgegangen werden, die im Regelfall dann eine Entfernung der oberflächlichen Venen verbieten würde.

Weitere Untersuchungen wie die Phlebographie oder Duplexsonographie müssen sich dann anschließen.

BLUTIGE VENENDRUCKMESSUNG

Die blutige Venendruckmessung, auch **Phlebodynamometrie** genannt, setzt einen ähnlichen Bewegungstest ein wie LRR und DPPG. Dabei wird allerdings eine kleine Vene am Vorfuß punktiert und die Veränderung des Blutdrucks gemessen – deshalb wird hierbei von einem „blutigen" Verfahren gesprochen. Die Untersuchung liefert ebenfalls wichtige Informationen über den Funktionszustand des Venensystems und wird vor Operationen ähnlich eingesetzt wie LRR und DPPG. Die Unannehmlichkeit der kleinen Punktion mit der Nadel wird im Regelfall durch eine gute Meßgenauigkeit entschädigt, wie sie insbesondere vor und nach operativen Eingriffen erwünscht ist.

VENENVERSCHLUSS-PLETHYSMOGRAPHIE

Von besonderer klinischer Bedeutung in der Funktionsuntersuchung des Venensystems – besonders im Hinblick auf eine eingetretene oder vermutete Thrombose – ist die Verschlußplethysmographie. Dieses Verfahren basiert auf der Dehnbarkeit des Venensystems durch einen vermehrten Blutanstrom bei zeitweilig unterbrochenem Blutabstrom. Dazu wird der Patient mit leicht erhöhten Beinen flach gelagert und erhält an den Waden beidseits Dehnungsmeßstreifen, die die Umfangsveränderungen des Beines genau erfassen. An den Oberschenkeln werden Manschetten angebracht, die den üblichen Blutdruckmanschetten ähneln. Durch das Anlegen der Manschetten selbst entsteht noch keine Behinderung des arteriellen Bluteinstroms sowie des venösen Blutabstroms. Zur eigentlichen Untersuchung wird die Manschette (auf 80 mmHg Druck) aufgepumpt und so der venöse Blutabstrom aus dem Bein unterbrochen, während das unter hohem Druck stehende arterielle Blut weiter in das Bein

einströmt, bis ein maximaler Füllungsgrad des gesamten blutführenden Gefäßsystems am Bein erreicht ist. Im Falle einer Strombahnbehinderung im venösen System erfolgt der Bluteinstrom ins Bein langsamer und der Beinumfang am Unterschenkel nimmt deutlich langsamer zu als beim Gesunden. Beim schlagartigen Ablassen des Manschettendrucks nach einem definierten Zeitraum kommt es beim Gesunden zu einer ebenso schlagartigen Entleerung des Beinvenensystems und einer Querschnittsabnahme, die am Unterschenkel genau registriert werden kann. Bei einer Thrombose des tiefen Leitvenensystems im Oberschenkelbereich kommt es hingegen typischerweise zu einer Abflußbehinderung, die sich in einem stark verzögerten Volumenrückgang am Bein nachweisen läßt. Die Verschlußplethysmographie gehört wegen des geringen Zeitbedarfs (circa 15 Minuten) und der hohen Aussagekraft zu den wichtigsten Verfahren der nicht invasiven („unblutigen") Thrombosediagnostik.

PHLEBOGRAPHIE

Die Phlebographie ist eine Durchleuchtung des Beins bei gleichzeitiger Gabe eines jodhaltigen Kontrastmittels. Dazu wird am Vorfuß eine kleine Nadel gelegt und das Kontrastmittel langsam in die Vene gespritzt. Das funktionstüchtige Venensystem nimmt das Kontrastmittel auf und läßt auf den Röntgenaufnahmen bindfadenähnliche Verläufe erkennen. Diese Untersuchung ist häufig für die Diagnose einer tiefen Venenthrombose oder ihrer Folgezustände unerläßlich!

Besteht der Verdacht auf eine frühere Thrombose, so sollten vor einer Krampfaderoperation die tiefen Leitvenen phlebographisch oder mittels Farb-Duplex-Sonographie untersucht werden. So lassen sich auch Aussagen über den Funktionszustand der Venenklappen und die Einmündungsverhältnisse der Venen untereinander treffen, die für den Operateur wichtige Informationen liefern.

Die Phlebographie wird zunehmend durch die neuartige **Farb-Duplex-Sonographie** abgelöst. Dabei kommen ähnlich wie bei den Dopplersonden Schallwellen zum Einsatz. Die untersuchten Blutgefäße werden auf einem Bildschirm dargestellt, die Informationen über den Blutstrom im Gefäß mit Hilfe eines Rechners farbig kodiert. Durch Strömungsimpulse kann sogar die Richtung des Blutflusses vom geübten Untersucher genau erkannt werden. Der Vorteil des Verfahrens liegt darin, daß es ohne die Kontrastmittelgabe und die Strahlenbelastung der Phlebographie auskommt. Jedoch ist die notwendige Untersuchungszeit unverhältnismäßig lang, und das Verfahren benötigt einen sehr gut geschulten Untersucher. Beide Verfahren haben somit ihren eigenen Stellenwert und können einander sinnvoll in der Diagnostik ergänzen.

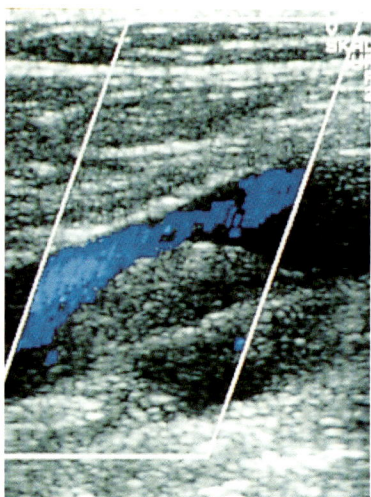 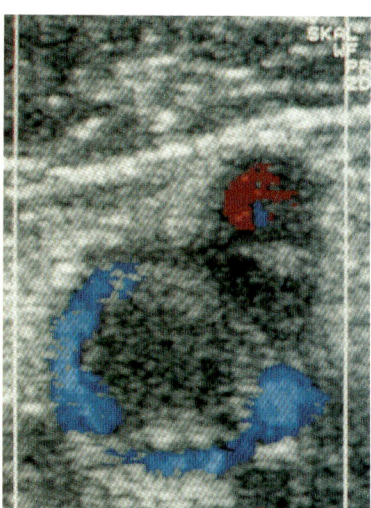

Farb-Duplex-Sonographie einer Kniekehlenvene. Im Längsschnitt (links) umfließt das Blut (blau) einen Thrombus im Gefäß. Im Querschnitt (rechts) die weit gestellte Vene mit dem blutumflossenen (blau) Thrombus

BEHANDLUNGSMETHODEN

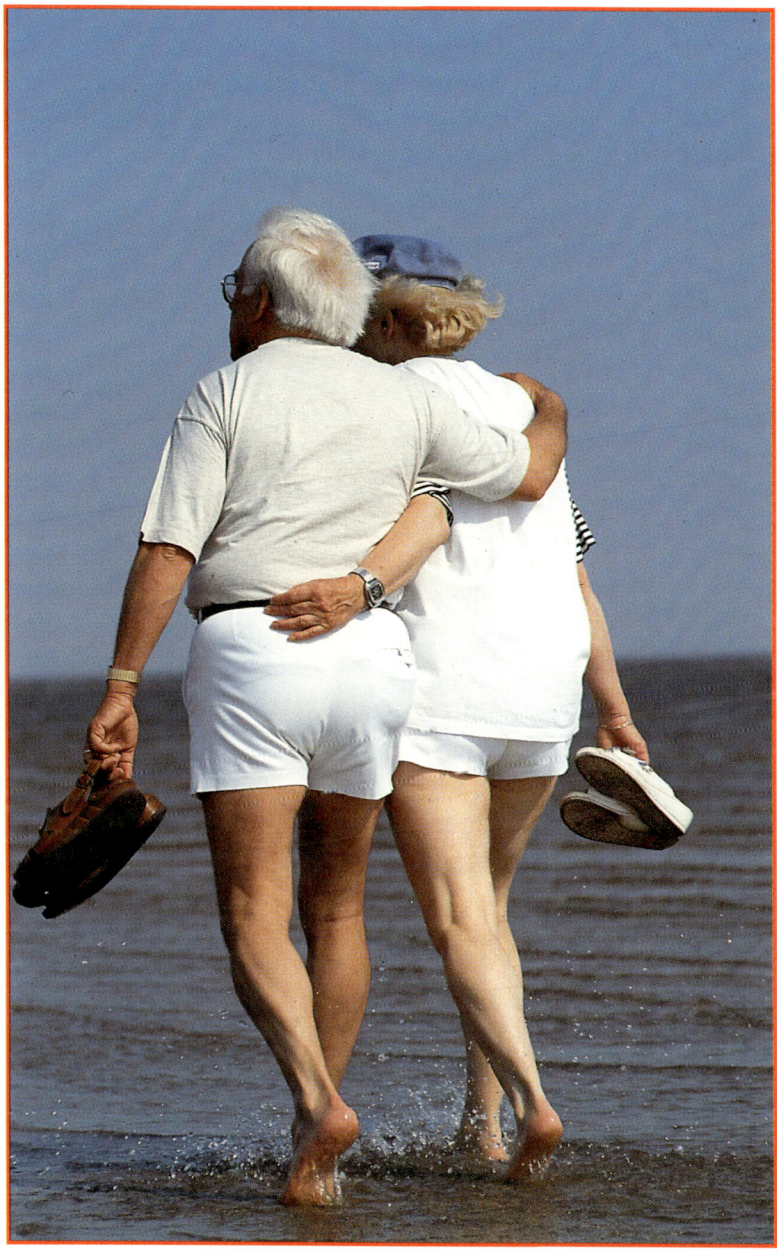

Bei der Behandlung von Venenleiden kommt es in besonderem Maße auf Ihre aktive Mitarbeit an!

Die Behandlung von Venenerkrankungen fordert eine intensive Zusammenarbeit zwischen Patient, Arzt und Pflegepersonal.

Venenerkrankungen müssen konsequent behandelt werden, um chronische Krankheitszustände und kritische Verschlechterungen zu verhindern. Wichtig sind eine vertrauensvolle Zusammenarbeit mit dem behandelnden Venenspezialisten und die konsequente Befolgung der gegebenen Empfehlungen und Anordnungen.

Die Behandlung richtet sich nach dem Schweregrad der Erkrankung, den krankheitsbedingten Veränderungen und dem Leidensdruck der betroffenen Patienten. Auch das Alter und die Begleiterkrankungen spielen eine entscheidende Rolle, ob zum Beispiel eine Operation angeraten wird oder andere Verfahren eingesetzt werden sollen.

KOMPRESSIONSTHERAPIE

Aus antiken Funden geht hervor, daß bereits seit vielen Jahrtausenden das Wickeln der Beine bei venösen Erkrankungen mit Schwellungen und Hautveränderungen der Beine angewendet wurde. Auf Felszeichnungen in der Sahara mit einem geschätzten Alter von über 4000 Jahren fanden sich Darstellungen von Tänzern mit ödematös geschwollenen Beinen und angelegten Bandagen als erste Überlieferungen einer Kompressionstherapie auf einfachstem Niveau.

Aus dem Mittelalter wird von Kompressionsverbänden aus Leinentüchern bzw. Schnürstrümpfen berichtet. Von den deutschen Ärzten Paul Unna (Unnascher Zinkleimverband aus dem Jahre 1885) und Heinrich Fischer („Fischerverband" um 1910) wurden um die Jahrhundertwende erstmals wirksame Kompressionstechniken entwickelt. Unter Kompressionstherapie ist dabei eine Behandlungsform zu verstehen, anstelle des bis dahin verbreiteten Wickelverbandes einen Druckverband zur Entstauung der Beine einzusetzen.

Bis heute gehört die Kompressionstherapie zu den wirksamsten Methoden in der Behandlung von Venenerkrankungen, weil sie dem venösen Blutstau entgegenwirkt und die Transportmechanismen am Bein verbessert. Das verwendete Material und die Anlegetechnik sorgen für den therapeutisch erwünschten Druck.

Zum Verständnis der Kompressionstherapie ist es wichtig, sich nochmals die Transportmechanismen des venösen Blutes im Bein in Erinnerung zu rufen:

Die Venenklappen unterstützen am gesunden Bein den Rücktransport des venösen Blutes durch ihre Klappenfunktion, indem sie die Fließrichtung des Blutes zum Herzen hin mitbestimmen und ein unerwünschtes Zurückfließen des venösen Blutes verhindern.

Bei krankheitsbedingten Venenwandveränderungen oder Klappenfunktionsstörungen schließen sich die Venenklappen zum Innern der Vene nur noch mangelhaft oder sind so weit zerstört, daß sie ihre Klappenfunktion eingebüßt haben. Mit jeder Venenentzündung und jeder Thrombose nehmen auch die möglichen Schweregrade einer Klappenschädigung zu.

Als Folge des verschlechterten Blutflusses in den venösen Gefäßen kommt es durch den venösen Blutstau zu einer krankhaften Dehnung der Venenabschnitte, die weiter an Funktionstüchtigkeit verlieren.

Schließlich kommt es zu einem Teufelskreis: Durch den Blutstau in den Venen und die Dehnung der Gefäße tritt vermehrt Flüssigkeit durch die Venenwände aus, was zur Schwellung des umliegenden Gewebes führt. Je stärker die Wasseransammlung im Gewebe ist, um so schlechter kann der Sauerstoffaustausch zwischen den roten Blutkörperchen und den zu versorgenden Zellen ablaufen. Es kommt zu stauungsbedingten Gewebeschäden sowie zum Zelluntergang. Sichtbares Zeichen der gestörten Zellversorgung ist die Geschwürbildung am Unterschenkel („offene Beine").

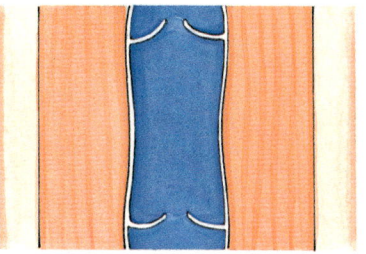

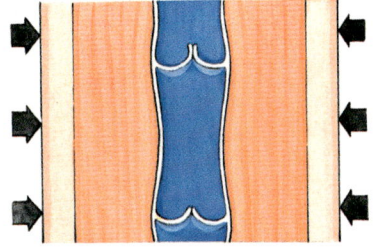

Verkleinerung des Venendurchmessers und Annäherung der Venenklappen durch Anlegen eines Kompressionsverbandes

WIRKUNGSWEISE DER KOMPRESSIONSTHERAPIE

Die Kompressionstherapie mit Verbänden oder Strümpfen übt von außen einen Druck auf das Gewebe aus, so daß dem inneren Druck von Venen und Gewebe ein äußeres Widerlager geboten wird. Bei Bewegung wird durch den Druck der Muskulatur gegen den Widerstand des Kompressionsverbandes mehr Blut aus den Venen Richtung Herz gepumpt. Der Querschnitt der Venen nimmt unter dem äußeren Druck ab, es kann somit weniger Blut in den Beinen „versacken", und das verbleibende Blut fließt schneller ab. Außerdem verbessert sich die Funktion der Venenklappen durch die Abnahme des vergrößerten Venendurchmessers und eine bessere Schließfunktion der Klappen. Das Bein wird entstaut und schlanker, der Neubildung von Gewebswasseransammlungen wird wirksam entgegengewirkt.

Zwei klassische Formen der Kompressionstherapie stehen heute zur Verfügung: der Verband und der Strumpf. Der Kompressionsverband sollte möglichst zu Beginn der Entstauungstherapie, zur Thromboseprophylaxe nach Operationen sowie bei Patienten mit einem schlecht heilenden Beingeschwür eingesetzt werden.

Außerdem existiert noch als **Sonderform** die sogenannte „intermittierende Kompression". Darunter versteht man eine Manschette, die um das Bein gelegt wird. Die integrierten Druckkammern werden abwechselnd aufgepumpt und abgelassen, so daß eine wellenförmige Druckzunahme und -abnahme auftritt. Damit werden die Transportmechanismen beim aktiven Gehen nachgeahmt. Eingesetzt wird diese Methode zum Beispiel bei bettlägerigen oder schwer pflegebedürftigen Patienten sowie zur Unterstützung anderer Therapiemaßnahmen.

VERBANDTECHNIK

Der Verband wird immer am Fuß begonnen und dann herzwärts gewickelt

Beim Anlegen eines Kompressionsverbandes sind einige wichtige Grundprinzipien zu beachten:

■ Der Kompressionsdruck muß vom Fuß aus herzwärts abnehmen, damit das Blut nicht gestaut wird, sondern unbehindert abfließen kann. Der maximale Kompressionsdruck am Bein liegt dabei in der Regel in der Fesselregion und nimmt zum Herzen hin ab. Um ein möglichst gleichmäßiges Druckprofil zu erzeugen, werden bevorzugt in der Knöchelregion paßgerechte Schaumstoffstücke in den Vertiefungen (Kulissen) plaziert.

■ Der Verband wird immer am Fuß begonnen und dann herzwärts gewickelt. Bei Venenpatienten mit einem offenen Bein bedarf es zusätzlich einer stadiengerechten Wundversorgung, zum Beispiel mit speziellen medizinischen Wundauflagen. Die neue Generation dieser hydroaktiven Wundauflagen reinigt die Wunde und fördert die physiologische Wundheilung. Über die Wundauflage wird dann der Kompressionsverband geführt.

■ Beim Wickeln ist darauf zu achten, daß nach Anlegen des Verbandes alle Hautstellen vom Beginn bis zum Ende des Verbandes gleichmäßig gewickelt sind und keine Hautstellen freiliegen, weil es dort zu einer Gewebswasseransammlung kommen könnte.

■ Für einen solchen Wechselverband empfehlen sich die sogenannten **Kurzzugbinden.** Sie haben einen niedrigen Ruhedruck und einen hohen Arbeitsdruck. Dies bedeutet, daß sie ihre volle Wirkung erst dann entfalten, wenn man sich aktiv bewegt. In der Entspannungs- oder Ruhephase wird so das Gewebe nicht zu sehr eingeschnürt und die Blutversorgung der Haut nicht gestört.

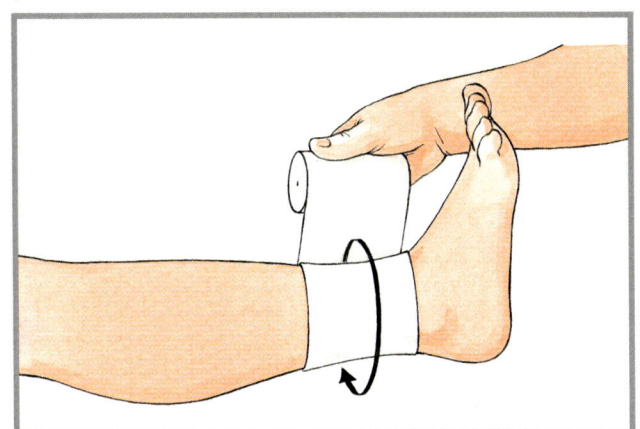

1. Mit der ersten Wicklung dicht über dem Fuß am Knöchel beginnen. Die erste Binde in der abgebildeten Richtung um den Knöchel wickeln.

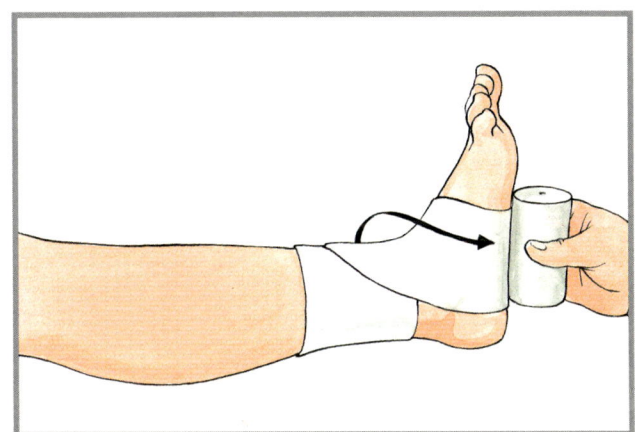

2. Die Binde über den Fußaußenrand unter die Fußsohle führen.

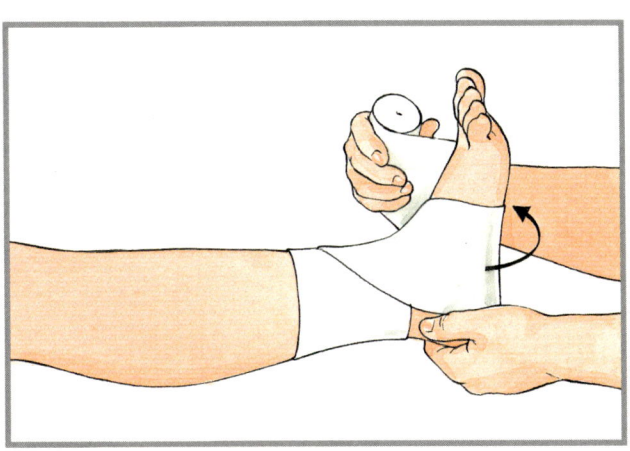

3. Die Binde schräg verlaufend zum Grundgelenk der großen Zehe führen, den Ballen der großen Zehe einschließen.

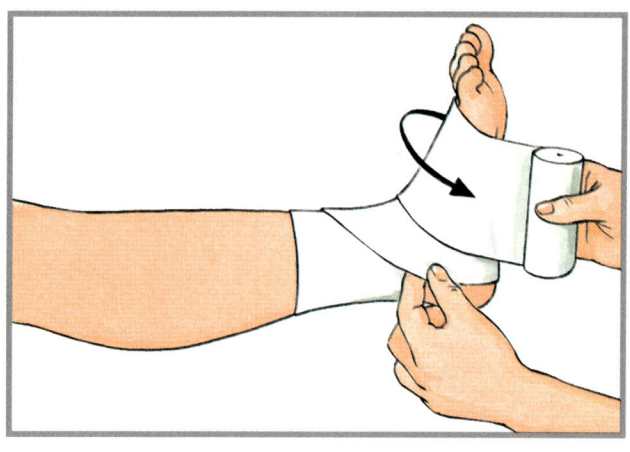

4. Über den Fußrücken zum Grundgelenk der kleinen Zehe und weiter unter der Fußsohle durch wickeln.

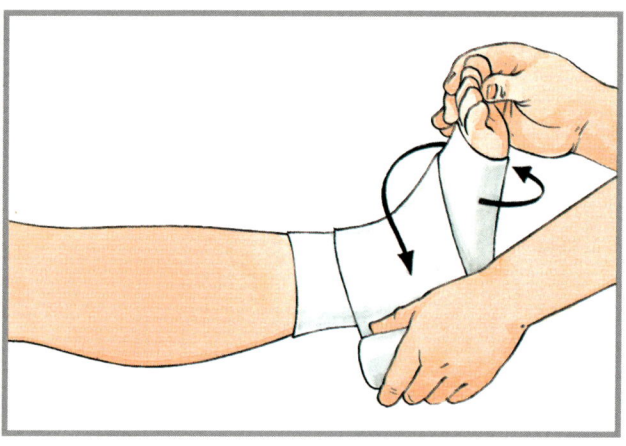

5. Die Binde über den Spann zum Außenknöchel in Richtung Ferse laufen lassen.

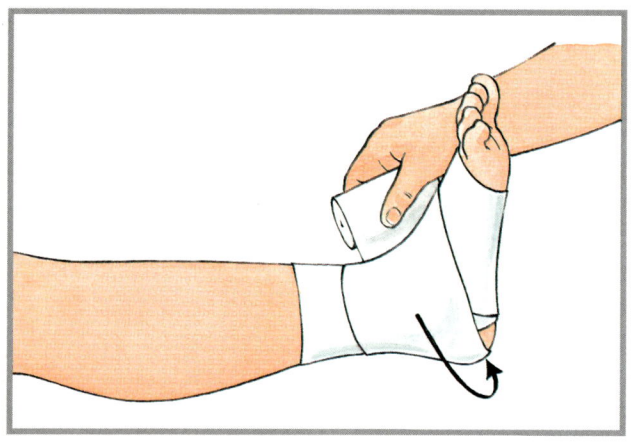

6. Die Ferse wie abgebildet umwickeln und die Binde mit mäßigem Zug zum Spann ziehen.

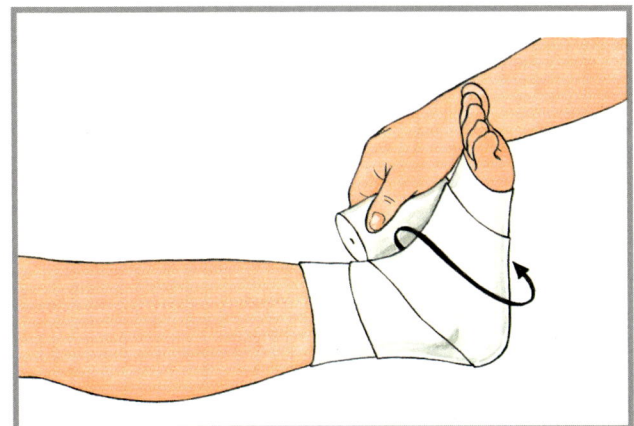

7. Die Rückseite der Ferse mit etwa ⅓ Bindenbreite umschließen, ⅔ der Bindenbreite um die Fußsohle laufen lassen und zurück zum Spann wickeln.

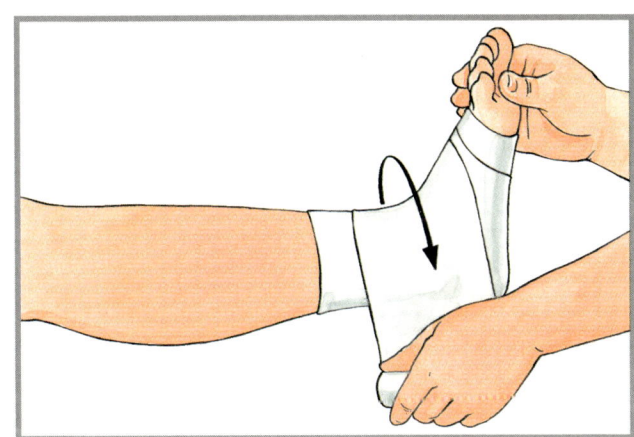

8. Über den Innenknöchel nach außen führen, den Außenknöchel mit der Binde abdecken.

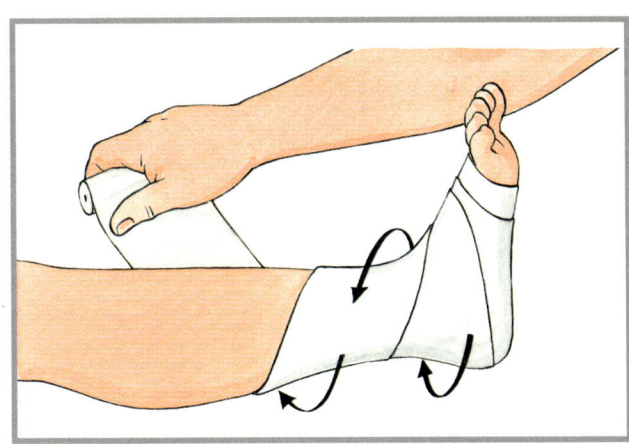

9. Die Binde im weiteren Verlauf des Unterschenkels in mehreren Windungen steil bis zur Kniekehle ansteigen lassen.

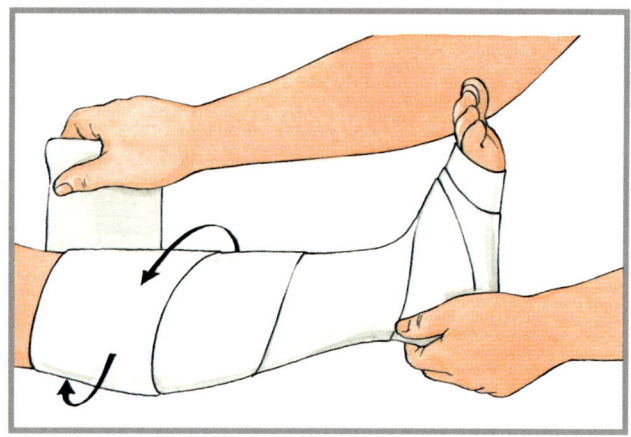

10. Mit einer Umdrehung die Wadenmuskulatur unterhalb der Kniekehle erfassen.

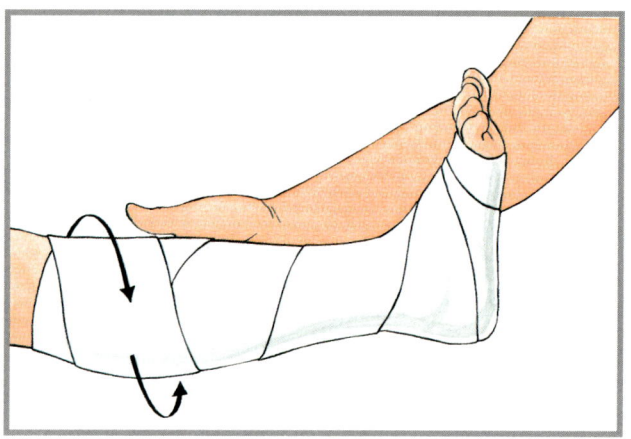

11. Die erste Binde ohne Zug zur Unterschenkelaußenseite spiralförmig auslaufen lassen.

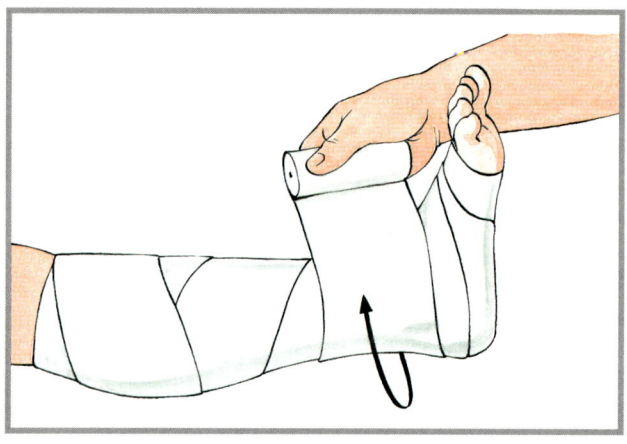

12. Mit der zweiten Binde am Knöchel beginnend im Gegensinn eine Umdrehung wickeln.

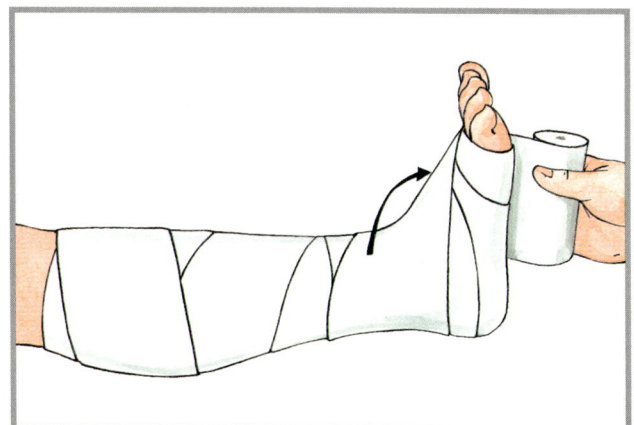

13. Schräg über den Spann an der Fußinnenseite zum Mittelfuß unter die Fußsohle hin führen.

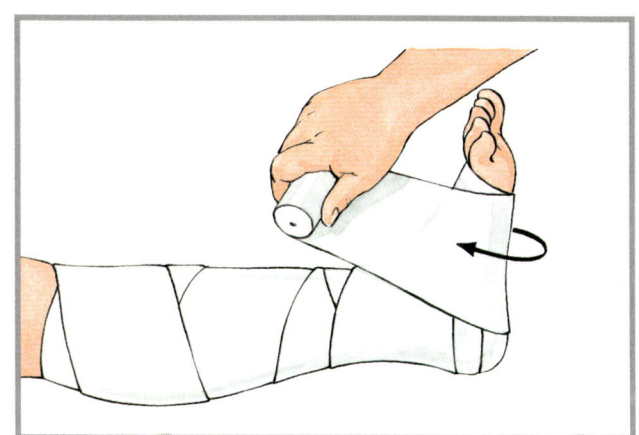

14. Den Fußaußenrand mit der Binde leicht anziehen, schräg über den Spann zur Knöchelinnenseite führen.

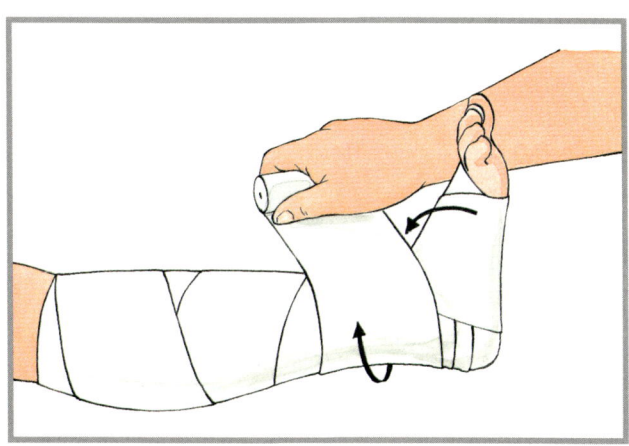

15. Eine Wicklung leicht schräg verlaufend um den Knöchel führen.

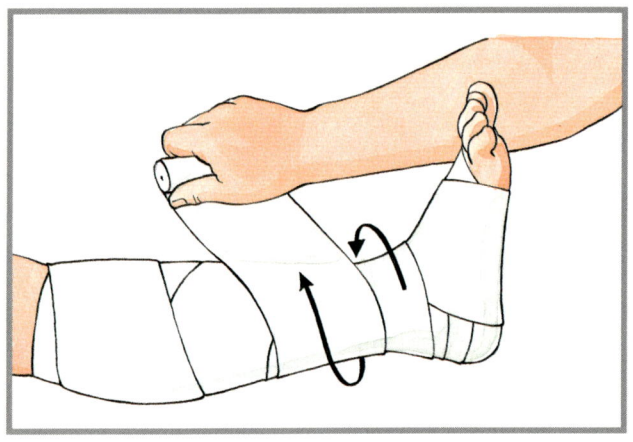

16. Die Binde schräg zum Knie hin ansteigen lassen.

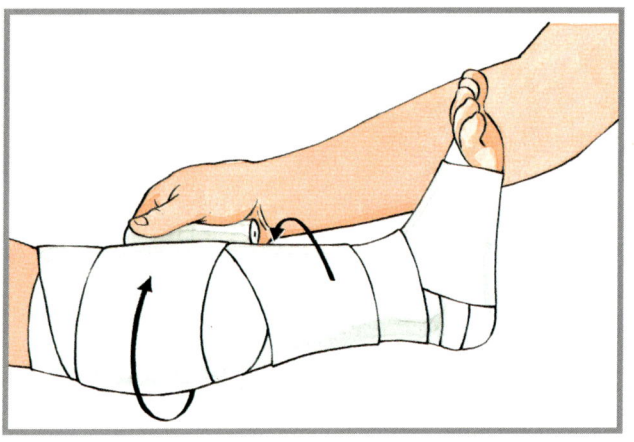

17. Den Verband in Achtertouren um die Wade herum vervollständigen.

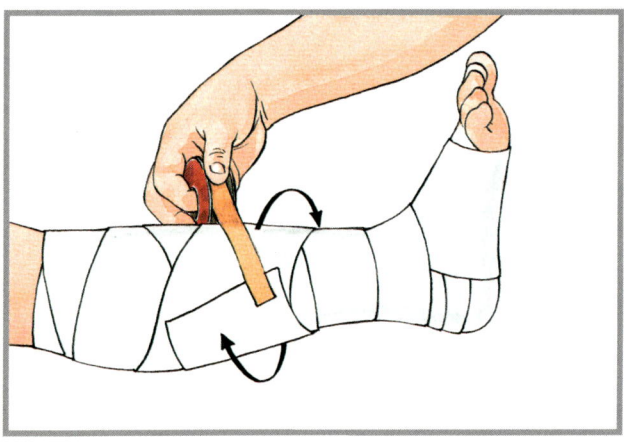

18. Mit dem Bindenrest sicherstellen, daß die Zahl der Bindenlagen vom Knöchel zum Knie hin gleichmäßig abnimmt (an den Knöcheln zum Beispiel 4 Lagen, unterhalb des Knies 1 Lage).
Zum Schluß das Ende des Verbands mit Leukoplast oder elastischen Clips befestigen.

KOMPRESSIONS-STRÜMPFE

Kompressionsstrümpfe werden als medizinisches Hilfsmittel vom Arzt verordnet. Dabei darf der Arzt derzeit pro Jahr zwei Paar Kompressionsstrümpfe verschreiben, ohne daß der Patient eine Zuzahlung leisten müßte.

Von den medizinisch verschreibbaren Kompressionsstrümpfen müssen die „Stützstrümpfe" grundsätzlich unterschieden werden. Sie werden vornehmlich über Apotheken vertrieben und müssen vom Patienten selbst bezahlt werden. Da die Stützstrümpfe nicht die Standards der medizinischen Kompressionsstrümpfe erfüllen, können durch fehlerhafte Benutzung ge-

sundheitliche Nebenwirkungen auftreten sowie im Einzelfall mehr Schaden als Nutzen angerichtet werden.

Da Kompressionsstrümpfe für den Patienten zuzahlungsfrei sind und auch modischen Ansprüchen gerecht werden, sollten Patienten mit Venenleiden das vertrauensvolle Gespräch mit ihrem Hausarzt oder Phlebologen über die Verordnung von medizinischen Kompressionsstrümpfen suchen. Je nach Art und Schwere des Krankheitsbildes können Unterschenkel- oder Oberschenkelkompressionsstrümpfe, Strumpfhosen oder speziell für die Schwangerschaft entwickelte Kompressionsstrumpfhosen eingesetzt werden.

Die Kompressionsstrümpfe sollten in täglichem Wechsel gewaschen werden, weil sich dadurch ihr Tragekomfort sowie die Lebensdauer erhöhen

MEDIKAMENTE GEGEN VENENERKRANKUNGEN

Zur Behandlung von chronischen Venenerkrankungen werden in Apotheken und Drogerien zahlreiche Präparate angeboten, deren Wirkstoffzusammensetzung und Wirksamkeit so stark schwanken und von so unterschiedlicher Natur sein können, daß eine pauschale Empfehlung oder Ablehnung nicht zulässig ist. Die Anwendungsformen reichen von der örtlich anzuwendenden Salbe bis zur Einnahme spezieller Wirkstoffkombinationen.

Je nach Zusammensetzung und Anwendung der Präparate sind folgende Wirkungsweisen erzielbar:

■ Verringerung der Durchlässigkeit der Venenwand, um der Bildung von Wasseransammlungen im Gewebe entgegenzuwirken

■ Entwässerung des Gewebes durch eine Förderung des Rücktransportes von Ödemflüssigkeit aus dem Gewebe in das Blut

■ Erhöhung der Spannkraft der Venenwand, um durch eine verbesserte Tonisierung der Venen einen rascheren Blutfluß zu erzielen

Alle oben genannten Medikamentengruppen werden in der Regel als Tabletten verschrieben, um einen ausreichenden therapeutischen Erfolg am Venensystem zu erzielen. Als Ziel der Behandlung soll die vermehrte Flüssigkeitsansammlung im Bein vermindert werden, die für das Spannungs- und Schweregefühl im Bein verantwortlich ist und die Ernährung der Hautzellen stört. Zugleich sollen die überdehnten Venen, die Krampfadern, durch die medikamentöse Verengung der Venendurchmesser wieder eine erhöhte Spannkraft erhalten, was zu einem rascheren Abtransport des Blutes führt und zugleich einen ödemvorbeugenden Effekt mit sich bringt.

Ein Großteil der Venenpharmaka setzt sich aus bekannten Naturstoffen zusammen. Zu den wichtigsten Vertretern zählt das **Aescin,** ein Wirkstoff aus den Samen der **Roß-**

LANGE FLÜGE ODER BUSREISEN:

Vor längeren Reisen rechtzeitig mit einem Arzt sprechen. Eventuell einige Tage vor der Abreise mit der Einnahme eines Spezialpräparates – zum Beispiel auf Roßkastanienbasis – zur Vorbeugung von Ödemen beginnen. Ratschläge des Arztes zur Kompressionstherapie genau beachten!
Suchen Sie einen möglichst bequemen Sitzplatz oder Platz am Gang aus, damit Sie etwa alle 30 Minuten aufstehen und 5 Minuten Bewegungsübungen durchführen können.

<table>
<tr><td>

Medikamente zur Vorbeugung und Verringerung von Ödemen

</td><td>

Medikamente zur Tonisierung der Venenmuskulatur

</td></tr>
<tr><td>

Wirksubstanzen:
- Roßkastanienextrakte (Aescin)
- Glykoside des Mäusedorns (Ruscus aculeatus)
- Flavonoide (Rutoside, Hesperidinderivate, Diosmin)
- Synthetische Substanzen
- Diuretika (Entwässerungsmittel)

Wirkungsweisen:
Die venösen Gefäße werden undurchlässiger für den Austritt von Flüssigkeit in das Gewebe. Die Ausschwemmung von Ödemflüssigkeit aus dem Gewebe wird gefördert.

</td><td>

Wirksubstanzen:
- Mutterkornalkaloide (Dihydroergotamin)

Wirkungsweisen:
Die Spannung der Muskulatur wird erhöht und damit der Gefäßdurchmesser der Venen verringert (venentonisierender Effekt)

</td></tr>
</table>

kastanie. Aescin entfaltet durch eine Festigung der Gefäßinnenschicht einen starken Schutz vor Gewebswasserbildung. Die volle Wirkung einer Behandlungsdosis wird erst nach 16–20 Stunden erreicht. Zur Vorbeugung von Ödemen bei geplanten Flug- oder Busreisen sollten Sie deshalb mindestens 4 Tage vor Reiseantritt mit der Einnahme beginnen.

Ein weiteres Präparat dieser Kategorie enthält Auszüge aus dem **Mäusedorn (Ruscus aculeatus)**, die ebenfalls einen Schutz vor Gewebswasseransammlungen erzielen können und auch eine entzündungshemmende Komponente besitzen. Als weitere Wirkstoffgruppe sind noch die **Flavonoide** zu nennen. Die **venentonisierenden Pharmaka** enthalten überwiegend das aus dem „Mutterkornpilz" des Getrei-

des isolierte **Dihydroergotamin**. Es erhöht die Muskelspannung der Venenwand.

Aus den oben genannten Wirksubstanzen wurden vielfältige Kombinationspräparate entwickelt, wobei zum Teil zusätzlich der Wirkstoff **Cumarin** (zum Beispiel in Waldmeister enthalten) beigemischt wird, um den Abbau von Ödemeiweißen im Gewebe zu beschleunigen.

Die Zahl der derzeit erhältlichen Medikamente und deren Zusammensetzung ist inzwischen so groß und kompliziert geworden, daß eine Selbstbehandlung mit frei im Handel erhältlichen Präparaten fragwürdig und sogar gefährlich erscheint. Der Rat des Hausarztes oder Phlebologen sollte auch deshalb gesucht werden, weil die angegebenen Medikamentengruppen nicht frei von Nebenwirkungen sind.

SKLEROSIERUNGS-BEHANDLUNG

Das kosmetische Resultat einer Sklerosierungsbehandlung entspricht oft nicht den hohen Erwartungen der Betroffenen nach einem makellosen Bein

Bei zahlreichen Patienten zeigen sich nur geringe Veränderungen am oberflächlichen Venensystem, sichtbar als kleine rotblaue Äderchen, die Besenreiservarizen. Besenreiservarizen signalisieren nach dem heutigen Stand des Wissens eine Veranlagung des Venensystems im Sinne einer „Venenschwäche" und sollten deshalb nicht einfach ignoriert werden. Sie stellen aber keinen Befund dar, der eine Behandlung zwingend erforderlich macht. Da Besenreiservarizen gelegentliche Einblutungen und unschöne Hautveränderungen zeigen können, wird als Behandlungsmöglichkeit häufig die Verödungsbehandlung angeboten. Das kosmetische Resultat einer Sklerosierungsbehandlung entspricht jedoch oft nicht den hohen Erwartungen der Betroffenen, so daß die Entscheidung zur Sklerosierungstherapie bei Besenreiservarizen sorgfältig überdacht werden sollte. Bei kleineren Krampfadern, die noch keine Operation notwendig machen, kann die Verödungsbehandlung eine wichtige und wirksame Therapiemethode sein. Das Ziel der Behandlung besteht darin, nicht mehr intakte Venen auszuschalten, sie gleichsam stillzulegen, um den venösen Blutfluß insgesamt zu verbessern.

Dazu wird ein Verödungsmittel in die oberflächliche Vene eingespritzt. Es erzeugt dort eine entzündliche Reaktion, vergleichbar einer oberflächlichen Venenentzündung. Durch Wickeln der Beine wird von außen ein Kompressionsdruck erzeugt, der die Venenwände im gewünschten Bereich miteinander verkleben läßt. Der Kompressionsverband soll dazu beitragen, die ausgelöste Entzündungsreaktion auf den gewünschten Bereich zu begrenzen. Die nicht mehr intakten Venenabschnitte werden so bewußt ausgeschaltet. Allerdings kann es später zu einer Wiedereröffnung der sklerosierten Venen kommen, so daß der Eingriff unter Umständen wiederholt durchgeführt werden muß. Dies ist eine Laune der Natur und sagt nichts über die Qualität der durchgeführten Behandlung aus. Leider eignen sich nur bestimmte Venen bis zu einer gewissen Größe für diesen Eingriff, weil sonst unerwünschte Nebenwirkungen auftreten könnten. In der Hand des Geübten ist die Sklerosierung ein risikoarmes Verfahren, das sich im klinischen Alltag für eine Reihe von Anwendungsbereichen sehr gut bewährt hat.

OPERATIVE EINGRIFFE

Bei ausgedehnter Krampfaderbildung oberflächlicher Stammvenen stellt die Venenoperation eine sinnvolle Möglichkeit dar, die nicht mehr funktionstüchtigen Venen auszuschalten. Betroffen sind typischerweise bei fast allen Patienten die große oder die kleine Rosenvene oder beide gleichzeitig. Sie ziehen jeweils vom Fuß zum inneren Leistenbereich bzw. in die hintere Kniekehlenregion und münden dort jeweils in tiefe Venenabschnitte. Sind die betroffenen Venenklappen defekt, kann Blut aus der Tiefe in umgekehrter Richtung in die Hautvenen fließen und neben einer zunehmenden Verschlechterung ihres Zustandbildes auch zu ernsten Komplikationen führen. Deshalb ist das Entfernen dieser oberflächlichen Venen, die ihre Funktion eingebüßt haben, eine sinnvolle therapeutische Maßnahme. Viele Patienten stellen sich vor einem operativen Eingriff die berechtigte Frage, ob ihnen diese entfernten Venen später nicht fehlen werden. Da diese Venen wegen der Venenklappenschäden das Blut nicht mehr zum Herzen leiten, sondern wieder nach unten zum Fuß hin „zurückfallen" lassen, tragen Sie nichts zum Bluttransport bei, sind eher schädlich und sollten entfernt werden. Voraussetzung ist allerdings, daß die tiefen Venen in einem einwandfreien Zustand sind. Um das zweifelsfrei zu klären, muß vor einer Operation mit den notwendigen Untersuchungstechniken sichergestellt werden, daß das tiefe Venensystem durchgängig ist. Hierzu kommen die bereits geschilderten diagnostischen Verfahren zur Darstellung der Venen in Betracht, insbesondere die Farb-Duplex-Sonographie sowie die Phlebographie.

Zur eigentlichen Operation wird ein sogenannter **Stripper,** ein Spezialkatheter, an einem Ende in die Vene eingelegt und bis zum anderen Ende durchgeschoben. Dort wird ein widerhakenähnlicher Sondenkopf aufgeschraubt und die gesamte Vene mit dem Stripper herausgezogen. Die Anschlußstellen werden sorgfältig vernäht und das Bein über mehrere Tage kräftig gewickelt gehalten, um die Bildung von Blutergüssen im Gewebe zu verhindern. Als Abwandlung des Katheterstrippings gibt es auch die **Katheter-sklerosierung.** Wie der Name bereits erahnen läßt, wird dabei mit dem Katheter das Verödungsmittel zielgenau durch die Vene an einen Punkt gebracht, an dem die Verödung stattfinden soll.

Die operativen Möglichkeiten sollten nach Meinung phlebologischer

Experten zum Einsatz kommen, wenn das Krankheitsbild es erfordert und zuläßt. Durch die rechtzeitige Operation können schwerwiegende Funktionsstörungen und Komplikationen am gesamten Venensystem vermieden werden. Der Blutfluß wird beschleunigt, die Zähigkeit (Viskosität) des Blutes nimmt ab, und die Beschwerden können zumeist deutlich reduziert werden. Damit sinkt zugleich das Risiko für Thrombosen und Embolien, die in diesem Bereich ihren Ausgang nehmen, deutlich ab. Da das menschliche Venensystem zahlreiche oberflächliche und tiefe Anteile aufweist und bei jedem Menschen individuelle Besonderheiten vorliegen, kann es nach einer Operation auch zum erneuten Auftreten von Krampfadern an anderen Stellen des Venensystems am Bein kommen. Dies ist dann keineswegs Ausdruck, daß „nicht richtig operiert wurde", wie viele Patienten immer wieder vorwurfsvoll vermuten, sondern ein Hinweis darauf, daß die Krankheit an anderer Stelle weiter fortschreitet und möglicherweise ein erneuter Eingriff erforderlich wird.

Neben den modernen operativen Therapieformen spielen in allen Stadien der Venenerkrankung die Kompressionstherapie und die aktive Bewegungstherapie eine entscheidende Rolle. Sie unterstützen die Funktionen des Venensystems nachhaltig.

SPORTTHERAPIE BEI VENENERKRANKUNGEN

D ie Wahl der „richtigen" Sportart ist für den Venenpatienten von größter Bedeutung, da es in Abhängigkeit von der sportlichen Disziplin zu einer Besserung als auch im ungünstigsten Falle zu einer Verschlechterung der Venenerkrankung kommen kann. Das Wissen um die „venengerechten Sportarten" ist deshalb sehr wichtig. Einige Sportarten sind grundsätzlich zu empfehlen, wie Schwimmen, Wandern und Radfahren.

Beim alpinen Skilaufen sieht es dagegen schon wieder ganz anders aus, was nicht nur an der sportlichen Disziplin selbst, sondern auch an

geographischen Unterschieden und der Nähe zu den Wintersportgebieten liegt. So kommt es bisweilen vor, daß Patienten berichten, das Skilaufen sei ihnen von dem Münchner Mediziner empfohlen worden, während der norddeutsche Kollege in Anbetracht der möglichen Verletzungsgefahren eher einem Urlaub auf einer ostfriesischen Insel mit Strandwandern den Vorzug gibt. Abgesehen von diesen regionalen Unterschieden stehen bei den sportlichen Aktivitäten stets folgende **Ziele** im Vordergrund:

■ Eine rhythmische Gelenkbewegung, vor allem im oberen Sprunggelenksbereich, zur Verbesserung der Gelenk- und Knorpeldurchblutung mit verbesserter Nährstoffversorgung

■ Eine Kräftigung der gelenknahen Muskulatur vor allem am Unterschenkel, was positive Rückwirkungen auf die Gelenkfunktion selbst sowie auf die Abpumpleistung des Venensystems ausübt

■ Eine Erhöhung der allgemeinen Leistungsfähigkeit, der Lebensfreude sowie der sozialen Kontakte und der geistigen Beweglichkeit durch die sportlichen Aktivitäten

Aus diesen Vorüberlegungen ergibt sich, daß die gewählten Sportarten möglichst ausgeglichene, rhyth-

> **Bei allen sportlichen Aktivitäten sollte der Venenpatient von Anfang an die Kompressionstherapie durchführen, damit die Wadenmuskelpumpe ein äußeres Widerlager angeboten bekommt und sich eine eventuell vorhandene Schwellung im Bein durch die vermehrte Durchblutung nicht noch mehr vergrößert.**

> **„Venengerechte Sportarten" wählen und möglichst täglich eine Stunde aktiv an der frischen Luft bewegen**

Empfehlenswerte Sportarten
Schwimmen, Gefäßsport, Gehen, Wandern, Venen-
walking (unter optimierter Kompressionstherapie),
Skilanglauf, Radfahren, Golfspielen, Tanzen

Bedingt empfehlenswerte Sportarten
Fußball, Gewichtheben, Kampfsportarten, Rudern,
Kanusport, Sprung- und Wurfdisziplinen,
Tennis (Einzel), alpines Skifahren

Nicht empfehlenswerte Sportarten
Krafttraining, Gewichtheben, Boxen,
Radfahren als Wettkampfsport, alpines Skifahren,
Squash, Surfen

mische Bewegungsabläufe ermöglichen sollten, ohne große Sprung-
belastungen sowie mit möglichst
wenig abrupten Bewegungen.
Große Gewichtsbelastungen wie
beim Hantelstemmen, die mit einer
venösen Druckübertragung aus dem
Bauchraum bis in die Beinvenen
einhergehen, sowie verletzungsge-
fährdete Sportarten sollten Menschen mit schwachen Venen vermeiden.

Verschlechterung der Gelenkerkran-
kung kommen; in diesen Fällen sollte im Gespräch mit dem Hausarzt
oder Sportmediziner die optimale
Trainingsform besprochen werden.
Das sportliche Wandern, auch
Walking genannt, kann ebenfalls
empfohlen werden. Für die Boden-
beschaffenheit gelten die gleichen
Empfehlungen wie für die Laufdisziplinen, wobei auch leicht hügeli-
ges Gelände gewählt werden kann.
In den Wintermonaten kann das
sportliche Training zum Beispiel
mit **Skilanglauf** fortgesetzt werden,
weil hierbei rhythmische Bewegungen an den Gelenken auftreten und
keine hohen Belastungsdrucke entstehen. Voraussetzung ist allerdings
eine ausreichende allgemeine Beweglichkeit in den Gelenken, die für
die notwendige Sicherheit der Bewegungsabläufe erforderlich ist.

LAUFEN UND WALKING

**Möglichst viel
barfuß auf wei-
chem Untergrund
laufen (z. B. am
Strand oder auf
Rasenflächen)**

Zu den empfehlenswerten Sportarten gehören die **Laufdisziplinen,**
wenn man auf gutes Schuhwerk und
geeigneten Boden achtet. Wald-
böden ohne große Unebenheiten mit
ihrer dämpfenden Funktion sowie
flacher Boden auf übersichtlichem
Gelände sind besonders gut geeignet. Bei Arthrosepatienten mit Ge-
lenkfehlstellungen kann es zu einer

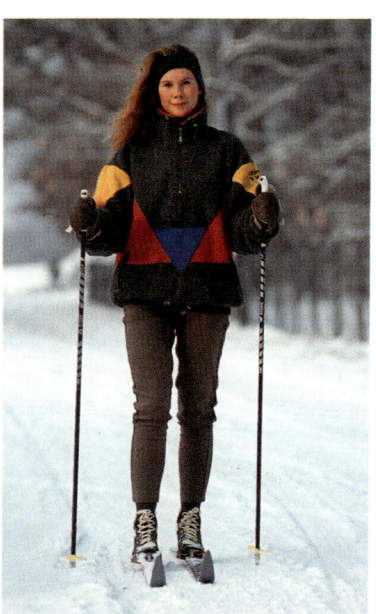

Ideal: Skilanglauf im Winter

SCHWIMMEN

Ganzjährig ideal als Sportart für Venenpatienten ist das Schwimmen. Das Wasser übt beim Eintauchen einen Druck auf das Venensystem aus, der der entstauenden Wirkung eines Kompressionsverbandes gleicht. Ferner wird die Atmung durch den Wasserdruck auf den Brustkorb intensiviert und damit auch die Atmungspumpe mit ihrer Sogwirkung auf das venöse Gefäßsystem.

Patienten mit einer Herzschwäche oder der Neigung zu Herzrhythmusstörungen sollten zuvor unbedingt mit ihrem Arzt sprechen, da die vermehrte Blutfülle im rechten Herzen in Verbindung mit dem Kältereiz des Wassers zu akuten Herzproblemen führen kann. Um eine Auskühlung des Körpers zu verhindern, sollte das Wasser beim Schwimmen eine Mindesttemperatur von 30 °C, bei bewegungsarmer Wassergymnastik von 32 °C haben.

WASSERGYMNASTIK UND AQUAJOGGING

Sonderformen der Bewegungstherapie im Wasser sind die Wassergymnastik sowie das immer beliebter werdende „Aquajogging", was übersetzt soviel wie „Wasserlaufen" bedeutet.

Bei der **Wassergymnastik** kann auch der ältere Venenpatient ohne Leistungsdruck problemlos zu spür-baren Beschwerdebesserungen gelangen. Bei der Wassergymnastik sowie beim **Aquajogging** profitiert der Patient davon, daß mit zunehmender Wassertiefe der Wasserdruck auf das Bein zunimmt. Damit erfüllt das umgebende Wasser die Funktion eines individuell angepaßten Kompressionsstrumpfes, der nahtlos bis zur Wasseroberfläche angepaßt wird. Die Wassertemperatur sollte circa 32 °C, die Wassertiefe nicht mehr als 1,40 Meter (Brusthöhe) betragen, und die Übungen sollten dem natürlichen Bewegungsmuster beim Gehen bzw. Joggen auf festem Untergrund folgen.

Es ist streng darauf zu achten, daß nach der Benutzung eines warmen Thermalbades eine Abkühlung über mindestens eine Minute und eine Ruhephase mit Hochlagerung der Beine angeschlossen werden. Aus aktuellem Anlaß soll an dieser Stelle noch darauf hingewiesen werden, daß die Sprudeldüsen in den modernen Freizeitbädern ungeahnte Risiken für den venenkranken Menschen bergen: Das unter hohem Druck austretende Wasser der **Druck- oder Massagedüsen** kann – wenn es aus geringer Distanz auf die Beine gelenkt wird – schon nach sehr kurzer Zeit zu Venenreizungen, Entzündungen und schweren Komplikationen führen.

Der Wasserdruck führt zu einem vermehrten Rückstrom von venösem Blut aus den Beinen zum Herzen, der therapeutisch erwünscht ist

Der Venenkranke sollte das Badevergnügen ohne den gefährlichen Druckstrahl genießen!

RADFAHREN

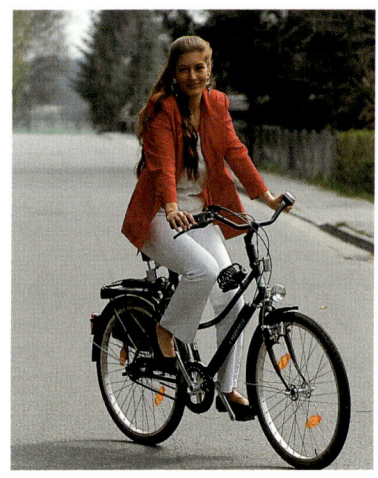

Zu den empfehlenswerten Sportarten gehört auch das Radfahren, weil es die Beine einschließlich der beteiligten Gelenke vom Körpergewicht weitgehend entlastet, dabei die Muskulatur kräftigt und die Wadenmuskelpumpe bei jeder Tretbewegung neu aktiviert. Bei der Wahl des Rades sollte man Tourenrädern mit relativ hohem Lenker den Vorzug vor Rennrädern geben, weil durch deren niedrige Lenkerhöhe eine ungünstige Körperhaltung mit sehr starker Abknickung im Beckenbereich entsteht, wodurch der venöse Abstrom ungünstig beeinflußt wird. Venenpatienten sollten daher auf eine möglichst aufrechte Körperhaltung beim Radfahren achten und dies schon bei der Anschaffung eines Fahrrades berücksichtigen. Die Fahrten mit dem Rad sollten möglichst nicht in bergigem Gelände durchgeführt werden, weil starke Steigungen die Kniegelenke stark beanspruchen.

Venenpatienten sollten auf eine möglichst aufrechte Körperhaltung beim Radfahren achten

BALLSPORT

Bei den Mannschaftssportarten sind Ballsportarten mit niedrigem Verletzungsrisiko sowie geringen Beschleunigungs- und Bremskräften den sogenannten „schnellen Ballsportarten" vorzuziehen.

Beim **Tennis** kann bereits der Wechsel vom Einzel zum Doppel zu einer sinnvollen, venengerechten

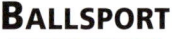

Umstellung führen, weil die schnelle Laufbelastung beim Doppel auf ein vertretbares Maß reduziert wird. Die deutlich längeren Zeitintervalle zwischen den einzelnen Ballwechseln ermöglichen langsamere, koordiniertere Bewegungsabläufe des Körpers.

Für **Badminton** gilt ähnliches wie beim Tennis: Statt der Wettkampfvariante sollte die gemächlichere Version, das Federballspiel, bevorzugt werden.

Tischtennis kann ebenfalls auf Freizeitsportbasis vom Venenpatienten sinnvoll betrieben werden.

Sehr beliebt als Gruppensport ist auch **Indiaka,** ein indianisches Federballspiel, bei dem der federbesetzte Schaumstoffball mit der Handfläche über das Netz geschlagen wird.

Zu den weniger verbreiteten Venensportarten zählt aus Kostengründen noch das **Golfspielen.**

Vom **Fußball** sollten Venenerkrankte hingegen wegen einer ungünstigen Häufung von Risiken bewußt Abstand nehmen: durch Umknicken oder Fremdeinwirkungen kommt es sehr häufig zu folgenschweren Verletzungen des Bewegungsapparates, der Sehnen- und Gelenkstrukturen mit längeren Ausfallzeiten, während der gar keine sportliche Betätigung möglich ist. Bettlägerigkeit sowie Verletzungen des Venensystems am Bein können die Entstehung von Thrombosen und Embolien begünstigen.

KRAFTSPORT

Ebenfalls ungünstig sind Kraftsportarten, bei denen ein hoher Preßdruck aufgebracht werden muß, wie beim Bankdrücken mit hohen Gewichtsbelastungen. Das venöse Blut wird dabei regelrecht in das Bein zurückgepreßt und dem Venensystem dadurch unnötig Schaden zugefügt.

DAS TÜBINGER PEDALERGOMETER

Die Arbeitsgruppe von Dr. med. Michael Jünger hat für Patienten mit chronischen Venenerkrankungen ein für deren spezielle Bedürfnisse optimales Trainingsgerät entwickelt.

Grundlage der Konstruktion ist ein Leichtmetallrahmen mit zwei um eine Drehachse beweglichen Pedalflächen, die der sitzende oder liegende Patient mit den Füßen gegen einen einstellbaren Widerstand nach vorne unten treten muß. Ideal ist, daß sich die Lage der Bewegungsachse, die Ausgangsneigung und der Bewegungsradius der Pedalflächen sowie die Widerstandskraft für jeden Trainierenden individuell einstellen lassen. Bei Patienten mit venösen Erkrankungen wird die liegende Trainingsposition zur Unterstützung des venösen Rückflusses bevorzugt.

Die Kraftübertragung von den Pedalen erfolgt seitlich über Seile auf bewegliche Gewichte, die unter der Tretbelastung auf und nieder gleiten. Beim Anheben der Gewichte muß der Patient aktive Muskelarbeit aufbringen, während beim Absenken eine Haltearbeit erforderlich ist, die zur erwünschten Dehnung des Sprunggelenks in der Ruheposition beiträgt.

Je nach Höhe der Gewichtsbelastung und der Zahl der Übungen pro Zeiteinheit kann man eine auf Ausdauer- oder Kraftzuwachs angelegte Therapieform einsetzen.

In einer einjährigen Studie an über 30 Patienten mit einer fortgeschrittenen Venenerkrankung konnte die

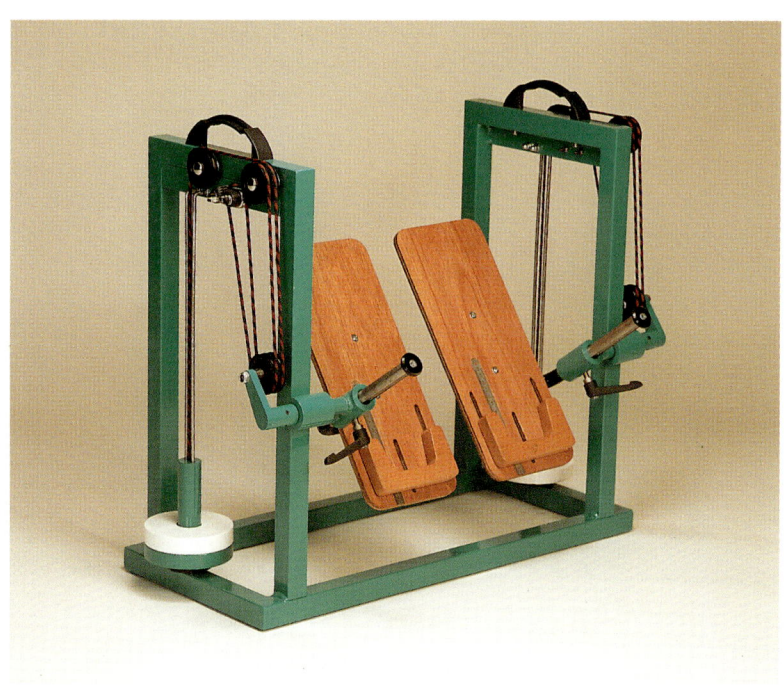

Das Tübinger Pedalergometer

Wirksamkeit des Pedalergometriegerätes klar erbracht werden: Die subjektiven Beschwerden (Spannungsgefühl, dicke Beine) nahmen ab, die venöse Durchblutung und die Sauerstoffversorgung der Haut wurden gesteigert. Die venöse Abpumpleistung und die Beweglichkeit der Sprunggelenke nahmen deutlich zu. Durch diese Verbesserungen von Wadenmuskelaktivität und Sprunggelenksbeweglichkeit begannen sogar langjährig bestehende offene Beine sehr gut abzuheilen.

Das Gerät ist so stabil gebaut, daß es jahrelang wartungs- und störungsfrei funktioniert, und so einfach einzustellen, daß auch ältere Patienten nach einer kurzen Einweisung selbständig mit dem Gerät trainieren können. Bislang stand das Gerät nur Patienten an der Tübinger Klinik zur Verfügung. Seit Anfang 1996 ist ein direkter Bezug des Pedalergometriegerätes bei der Firma ProTrain in Lustadt (siehe Seite 109) möglich. Weitere Informationen zum Gerät können Sie unter der angegebenen Adresse erfahren.

VENENGYMNASTIK

In klinischen Untersuchungen konnte nachgewiesen werden, daß gezielte gymnastische Übungen für Venenpatienten von sehr großer Bedeutung für den Krankheitsverlauf sind. Die im Buch vorgestellten Übungen können bei regelmäßiger Durchführung dazu beitragen,

■ geschwollene Beine zu entstauen
■ den Blutfluß im Venensystem zu beschleunigen
■ den überschüssigen Blutanteil im Venensystem zu verringern und die Tonisierung der Venenwände zu unterstützen

■ die Sprunggelenksbeweglichkeit zu verbessern
■ die Wadenmuskulatur wieder zu kräftigen
■ die Pumpfunktion der Wadenmuskelgelenkpumpe zu unterstützen
■ durch die Beschleunigung des Blutflusses in den Venen Thrombosen vorzubeugen
■ offene Beine schneller abheilen zu lassen. Nach einer Abheilung kann ein konsequent durchgeführtes Training dazu beitragen, daß die Beine nicht erneut Geschwüre und offene Stellen entwickeln

Die beste Wirkung erreicht man, wenn man die Übungen aus diesem Buch mit einem täglich 15minütigen Gerätetraining am Pedalergometer kombiniert

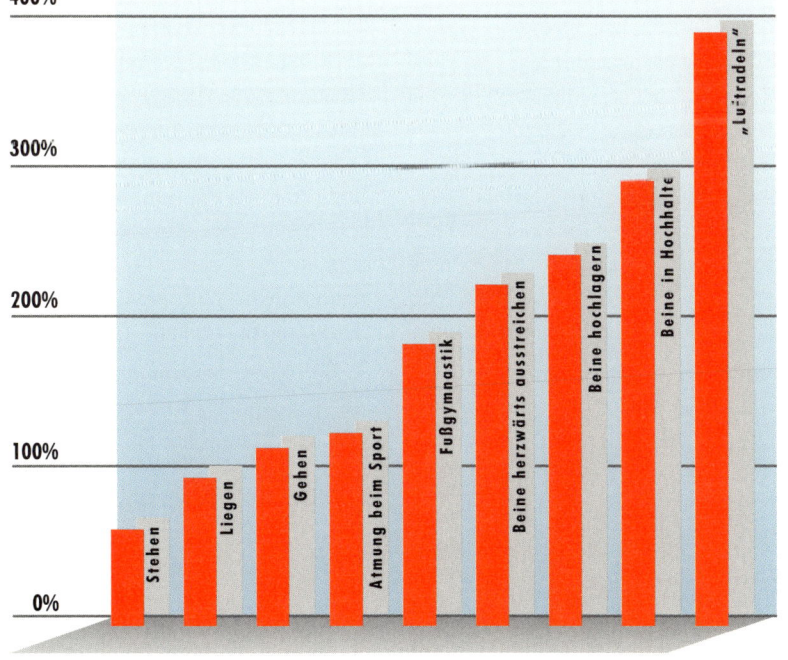

Die Strömungsgeschwindigkeit des in den Beinen herzwärts fließenden Venenblutes nimmt zu in Abhängigkeit von der abnehmenden Höhe der venösen Blutsäule sowie der zunehmenden Zahl aktivierter Druck- und Saugpumpen.
Merke: „Wird gleichzeitig eine Kompressionshilfe getragen, bedeutet dies noch eine zusätzliche Strömungsbeschleunigung."
(Abb. modifiziert nach E. Werner/ W. Vanscheidt)

Zusätzliche Wirkungen des Trainings, die sich bei regelmäßiger Durchführung ergeben, sind:

- Erhalt der körperlichen Fitneß
- Förderung der geistigen Beweglichkeit und Frische
- positive Wirkungen auf das Immunsystem
- trainingsbedingte Verbesserung erhöhter Blutfettwerte
- Verringerung erhöhter Blutzuckerwerte durch die körperliche Aktivität
- Schutzfunktion vor Osteoporose durch eine knochenstabilisierende Wirkung

> **Durch die Gymnastikübungen kann sich der Blutfluß in den Beinvenen verzehnfachen. Patienten, die nach ärztlicher Anweisung Kompressionsstrümpfe oder Verbände tragen müssen, müssen diese besonders während eines solchen Trainings und Übungsprogramms anlegen, um eine möglicherweise gefährliche Schwellung der Beine zu vermeiden.**

HINWEISE ZU DEN ÜBUNGEN

Sofern im Text nicht anders angegeben, sollen die Übungen täglich 30 Minuten lang durchgeführt und die einzelnen Übungsteile jeweils 10mal wiederholt werden.

Patienten nach einer tiefen Venenthrombose, mit schweren Begleiterkrankungen, Herzleiden oder Herzschwäche, starkem Bluthochdruck oder anderen ernstzunehmenden Risikofaktoren sollten erst das Gespräch mit dem Arzt suchen und ihre körperliche Leistungsfähigkeit ermitteln lassen.

Anfänger und ältere Patienten können einzelne Übungen auswählen und sich langsam ihren körperlichen Leistungsgrenzen nähern. Bei einer Zunahme der Beschwerden oder auftretenden Schmerzen sind die Übungen sofort abzubrechen.

Bei der Durchführung aller Übungen sollten Sie barfuß trainieren oder dicke Socken tragen, um die bestmögliche Wirkung für die Beinvenen zu erzielen.

DEHNÜBUNGEN ZUM AUFWÄRMEN

■ Übung 1

■ In Schrittstellung vor einer Wand aufstellen, mit gestreckten Armen an der Wand abstützen.

■ Mit dem vorderen Bein etwas in die Hocke gehen, das hintere Bein gerade nach hinten durchstrecken, die Fußsohle bleibt am Boden.

■ Mit dem vorderen Bein noch tiefer in die Hocke gehen, bis es in der Wade des hinteren Beins spürbar zieht.

■ Einige Sekunden die Wade dehnen, dann zurück in die Ausgangsstellung gehen und das andere Bein dehnen.

■ Übung 2

■ Etwa in Armlänge vor einem Hocker oder einer Kiste aufstellen und eine Ferse bei gestrecktem Bein darauf ablegen.

■ Die Hände auf das Knie des hochgelagerten Beins legen.

■ Durch leichten Druck der aufgelegten Hände und Vorneigen des Oberkörpers das Bein dehnen, bis der Zug in der Muskulatur spürbar wird.

■ Das andere Bein in gleicher Weise dehnen.

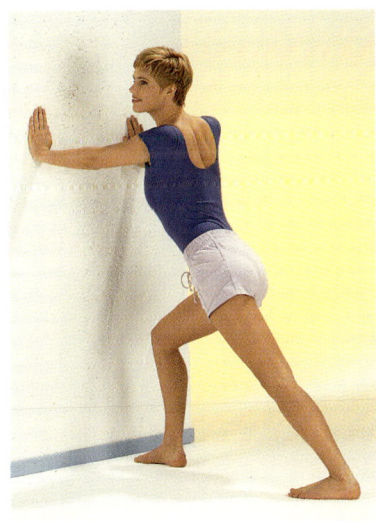

Übung 1

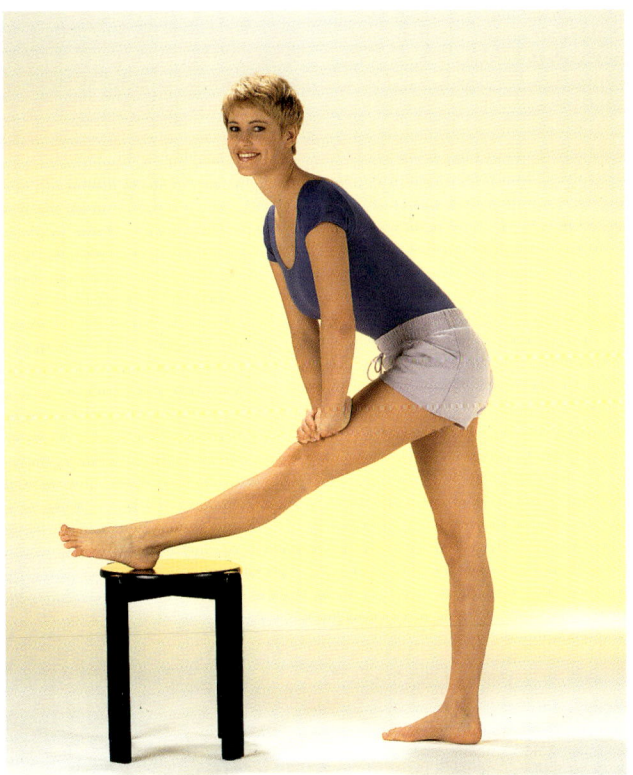

Übung 2

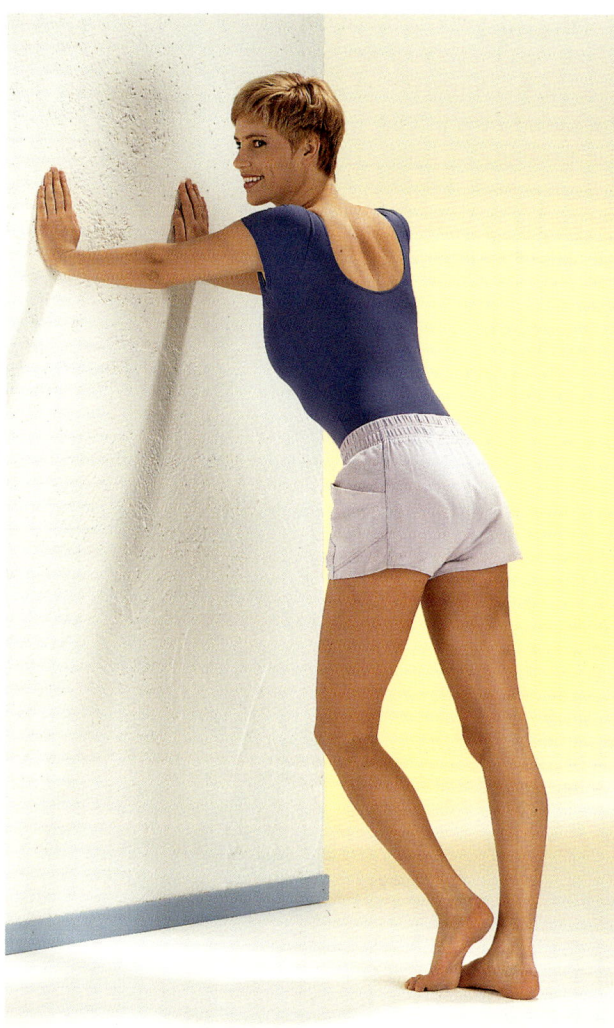

Übung 3

■ Übung 3

■ Bei gerader Körperhaltung mit den Händen vor dem Brustkorb schräg nach vorne gegen eine Wand abstützen.

■ Abwechselnd den rechten und linken Fuß auf die Zehen aufstellen und wieder auf die ganze Fußsohle zurückrollen.

■ Übung 4

■ Wie bei Übung 3 gegen eine Wand abstützen.

■ Abwechselnd den rechten und linken Fuß auf die Zehen aufstellen, dann das Bein nach vorne anheben, bis der Oberschenkel waagerecht steht.

■ Das Bein zurückführen, und die Übung mit dem anderen Bein durchführen.

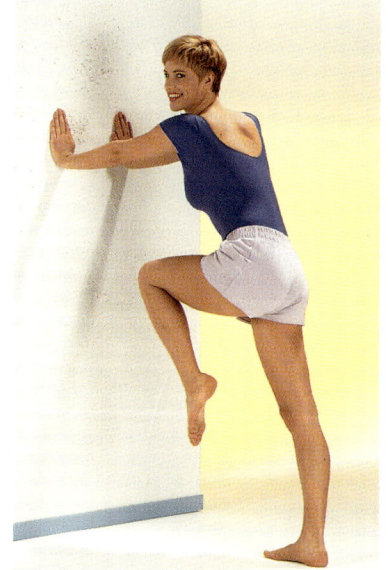

Übung 4

■ Übung 5

■ Die Beine mehr als schulterbreit spreizen, den Oberkörper aufrecht halten.

■ Das Körpergewicht seitlich auf ein Bein verlagern, mit den Händen auf dem Oberschenkel abstützen.

■ Die Hüfte auf dem belasteten Bein langsam absenken, das unbelastete Bein dadurch seitlich strecken und dehnen, bis Sie die Spannung deutlich spüren.

■ Langsam wieder hoch kommen und das Körpergewicht auf dem anderen Bein absenken.

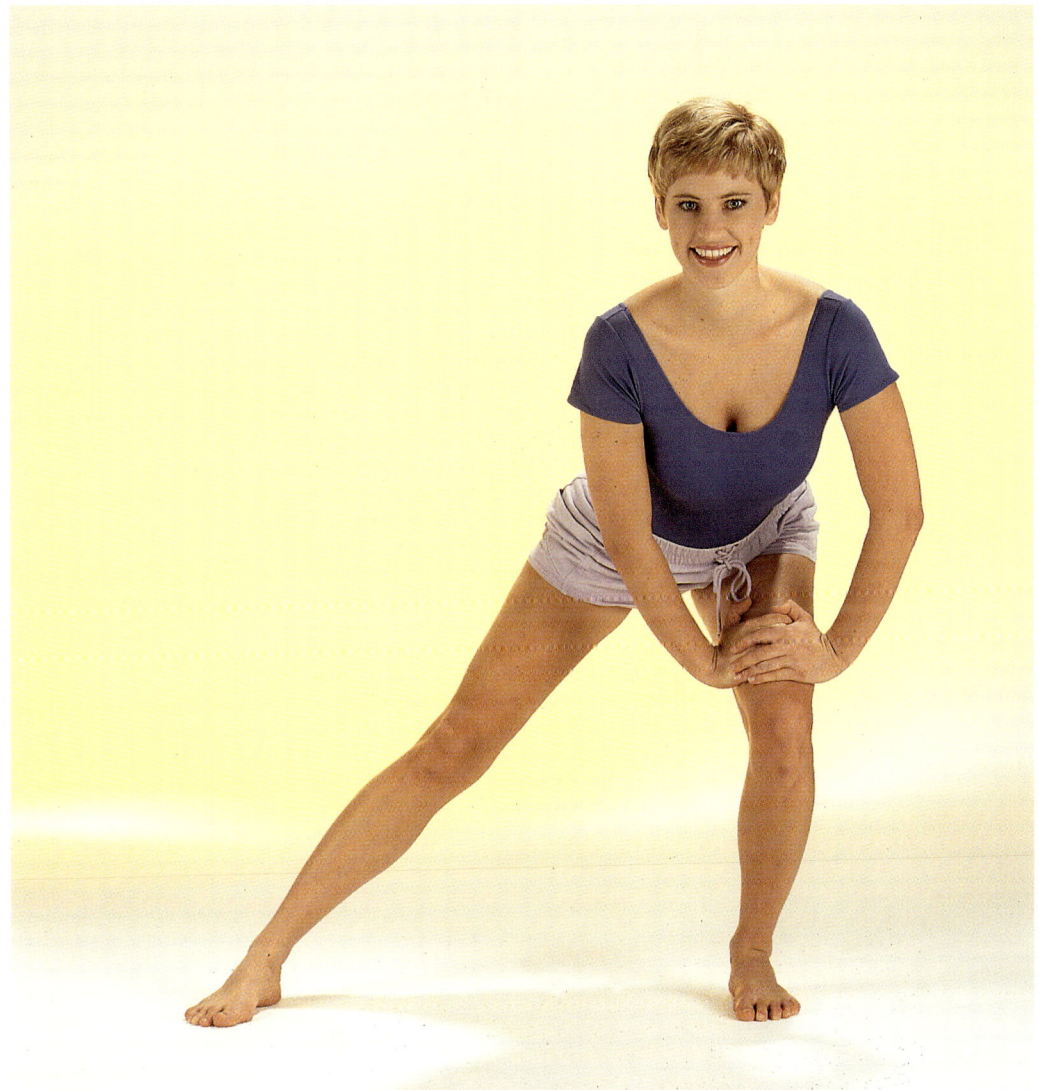

Übung 5

ÜBUNGEN IM LIEGEN

Ideal ist es, wenn Sie lang ausgestreckt auf einer festen Unterlage liegen und die Waden auf einem etwa 20 Zentimeter dicken Polster oder Kissen hochlagern.

■ Übung 1

■ Beide Fußspitzen im Gegensinn hochziehen und wieder strecken.

■ Übung 2

■ Die Zehen beider Füße möglichst rasch beugen („krallen") und strecken.

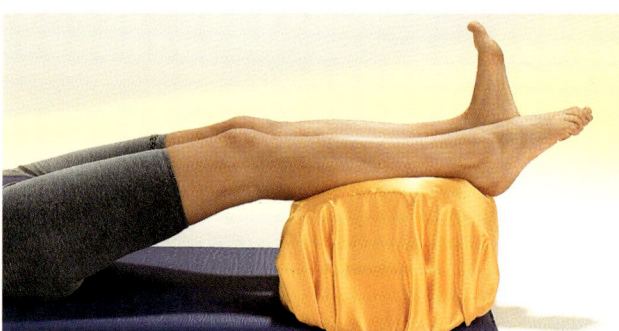

Übung 1

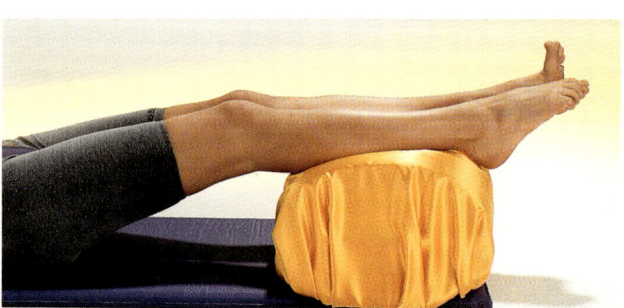

Übung 2

■ Übung 3

■ Mit den Füßen aus dem Sprunggelenk heraus möglichst große Kreise machen. In raschem Tempo erst 10mal einwärts, dann 10mal auswärts rollen.

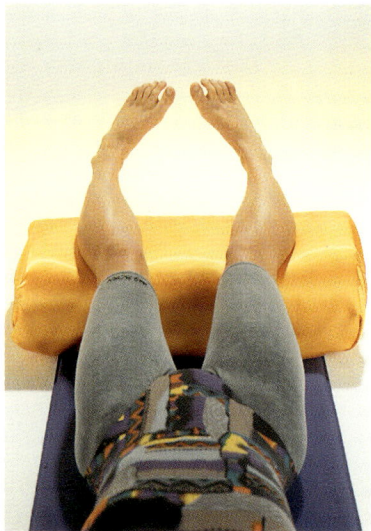

Übung 3a

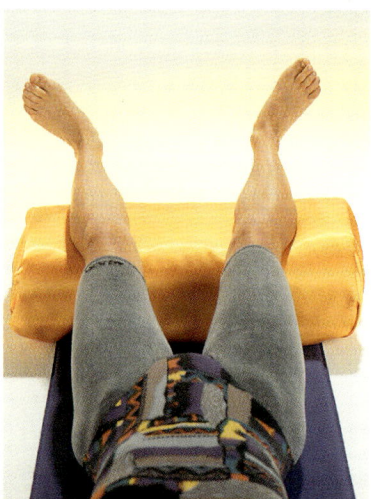

Übung 3b

■ Übung 4

■ Beide Beine in der Hüfte senkrecht nach oben strecken, dann wie in Übung 3 mit den Füßen kreisen.

■ Übung 5

■ Beide Beine in der Hüfte senkrecht nach oben strecken, dann wie in Übung 2 die Zehen beider Füße möglichst rasch beugen („krallen") und strecken.

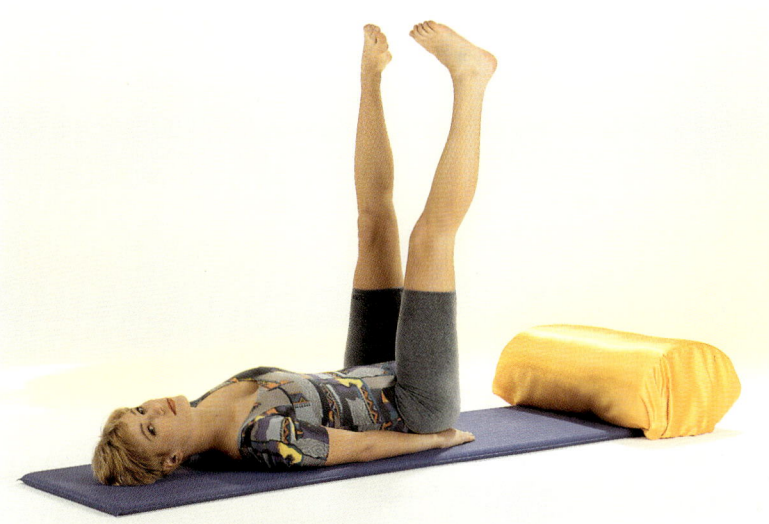

Übung 4

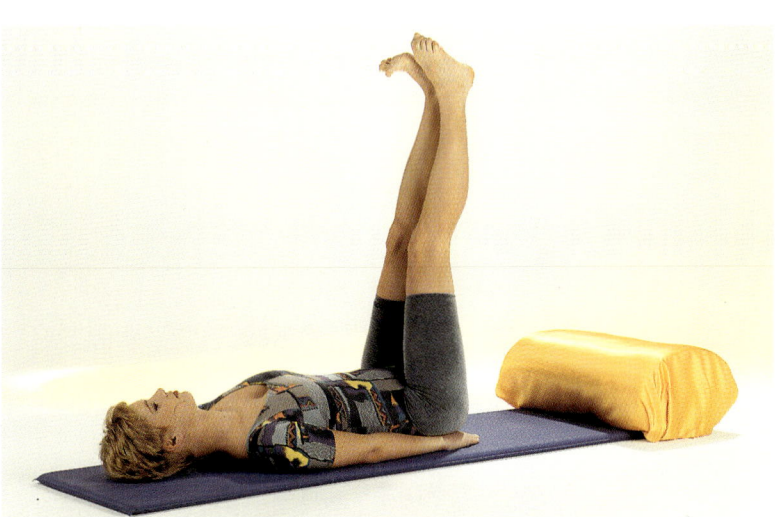

Übung 5

■ Übung 6

■ Die Arme hinter dem Kopf verschränken.

■ Abwechselnd das rechte und linke Bein im Knie anbeugen und über dem Kopf ausstrecken.

■ Das gestreckte Bein langsam zum Boden führen.

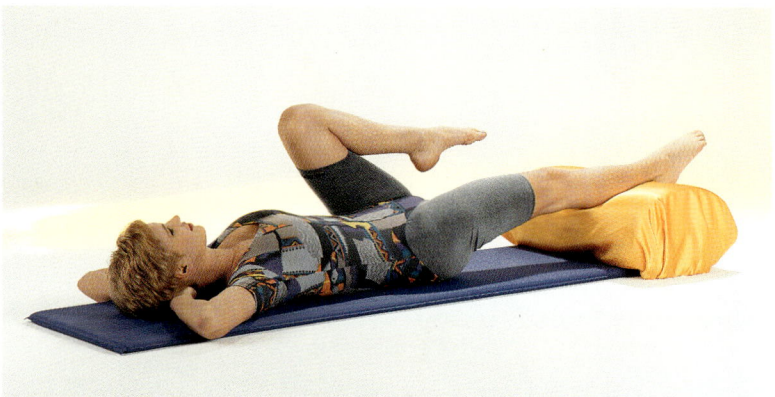

Übung 6a

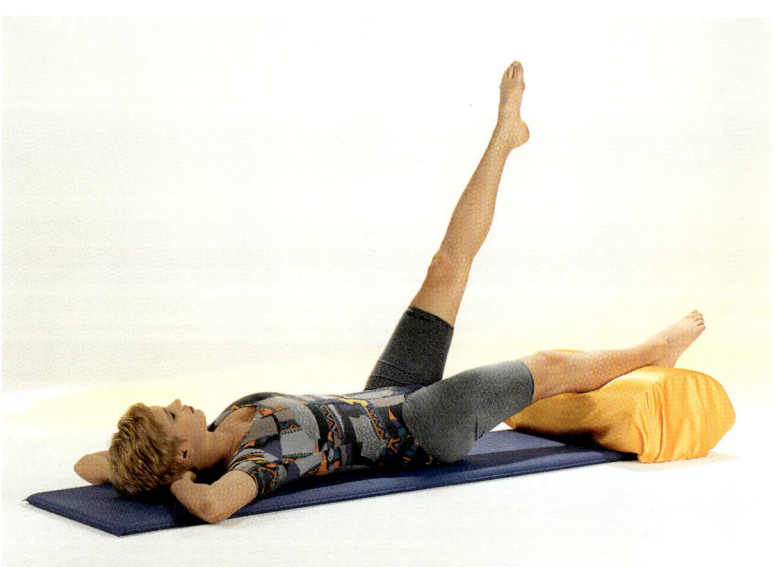

Übung 6b

■ Übung 7

■ Abwechselnd das rechte und linke Bein im Knie anbeugen und den Fuß mit den hohlen Händen umfassen.

■ Während das Bein langsam nach oben ausgestreckt und gestreckt abgelegt wird, mit den Handinnen-flächen mit sanftem Druck vom Fuß am Unterschenkel entlang in Richtung Leiste gleiten.

Beim Vorbeigleiten an der Wade die Hände wie einen Trichter formen, um das Blut der Venen zur Leiste hin zu streichen.

■ Die Übung an jedem Bein 8- bis 10mal langsam durchführen.

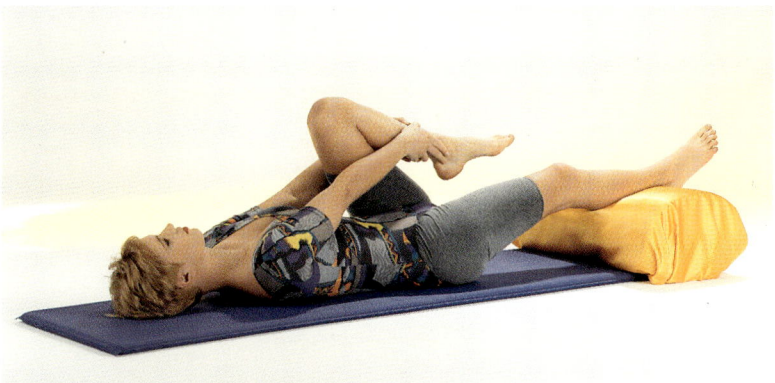

Übung 7a

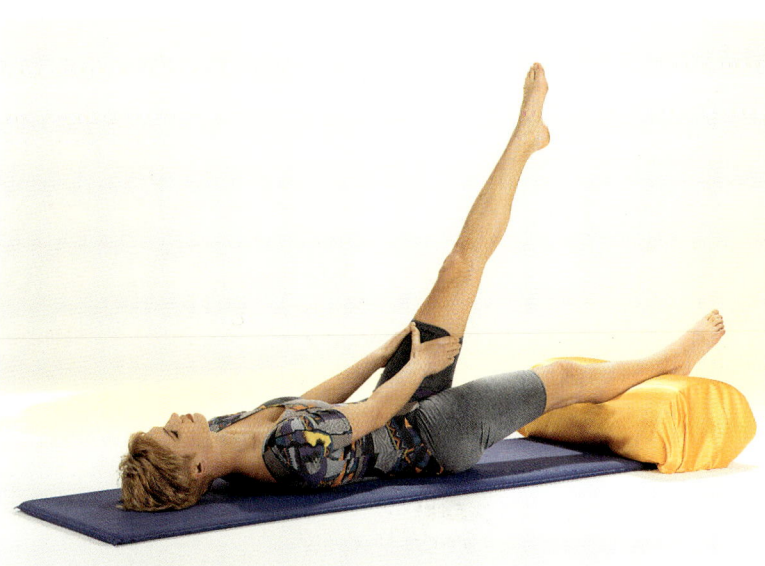

Übung 7b

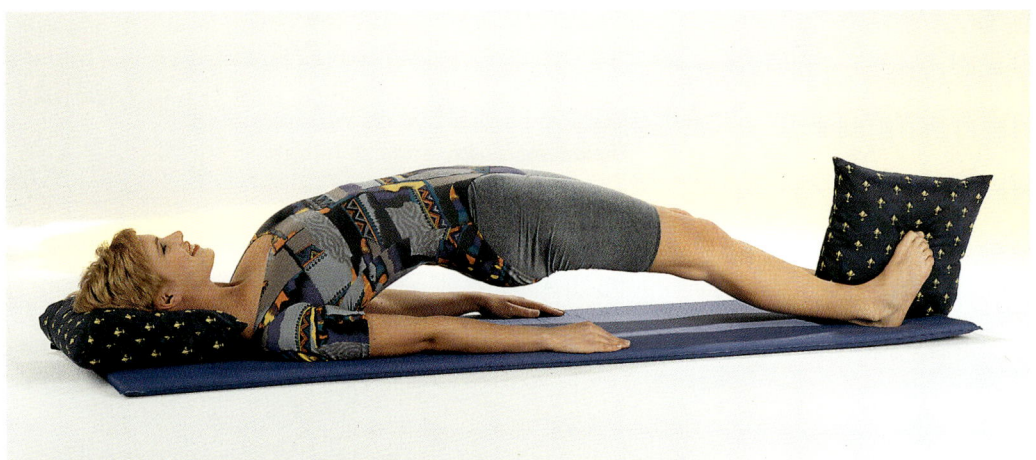

Übung 8

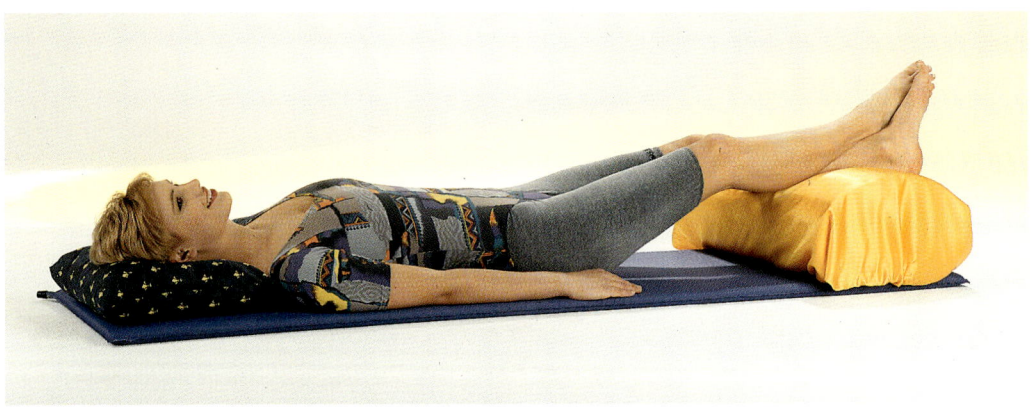

Übung 9

■ Übung 8

■ Ein kleines Kissen zwischen die Füße legen.

■ Langsam durch die Lippen ausatmen, gleichzeitig die Zehen einkrallen, das Kissen zwischen den Füßen zusammendrücken und das Gesäß von der Unterlage abheben.

■ Spannungs- und Entspannungsphasen sollen jeweils 4–5 Sekunden dauern.

■ Übung 9

■ Die Füße mit gestreckten Beinen überkreuzen und gegeneinander legen.

■ Langsam ausatmen, gleichzeitig die Fußrücken mit steigender Anspannung kräftig gegeneinander stemmen.

■ Spannungs- und Entspannungsphasen sollen jeweils 4–5 Sekunden dauern.

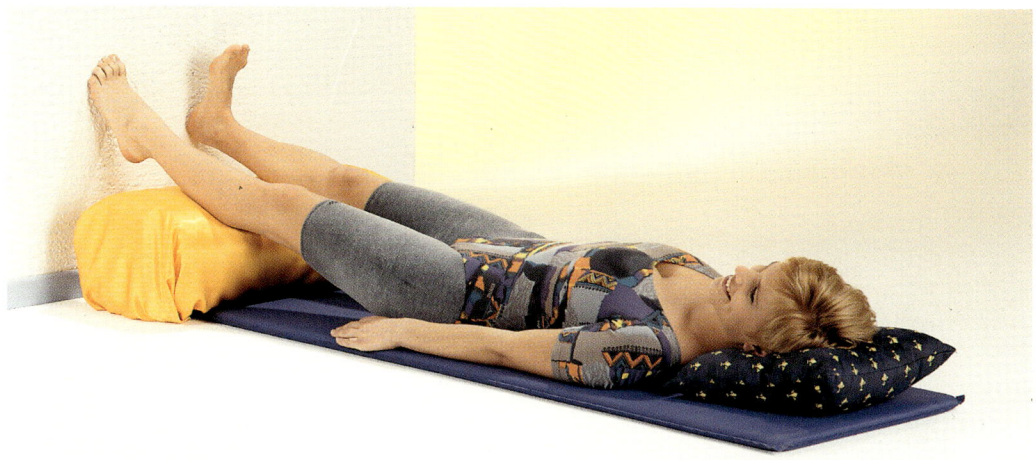

Übung 10

■ Übung 10

■ Für diese Übung brauchen Sie
eine Wand oder ein festes Bettende,
gegen die Sie die Füße stemmen
können.

■ Die Füße bei gestreckten Beinen
2–3 Zentimeter vor der Wand ablegen.

■ Abwechselnd mit der Ferse und
mit dem Vorfuß gegen den Widerstand stemmen, die Bewegung erfolgt nur aus dem Sprunggelenk.

■ Übung 11

■ In flacher Rückenlage die Arme
seitlich gestreckt am Körper halten.

■ Mit den Beinen in der Luft 20 bis
30 Sekunden lang „radfahren".

■ Mit den Knien beim Anziehen
möglichst nah an den Oberkörper
kommen und die Beine hoch hinaus
strecken.

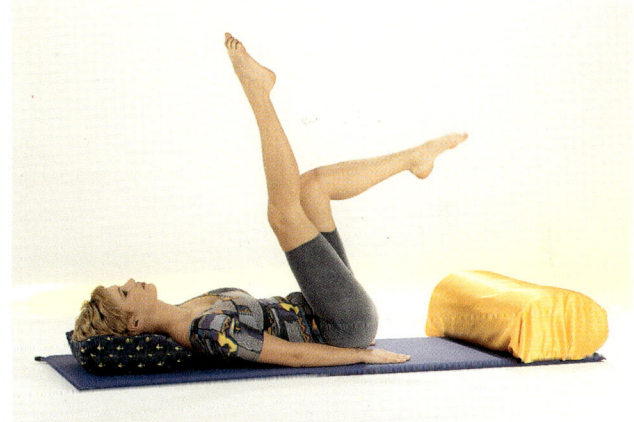

Übung 11

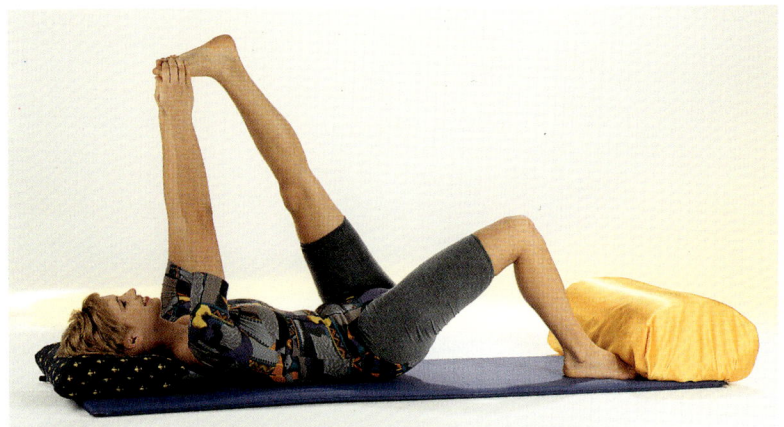

Übung 12

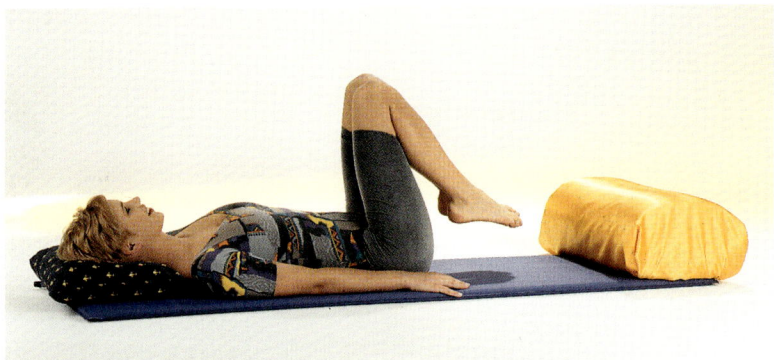

Übung 13

■ Übung 12

■ Ein Bein angewinkelt auf dem Boden anstellen.

■ Das andere Bein möglichst über den Kopf strecken und mit den Händen den Vorderfuß umfassen.

■ Mehrmals jeweils 5–10 Sekunden lang versuchen, die Fußspitze gegen den Widerstand der Hände von sich weg zu drücken.

■ Die Übung erst mit dem anderen Bein, dann mit beiden Beinen gleichzeitig wiederholen.

■ Übung 13

■ Beide Beine senkrecht nach oben ausstrecken.

■ Die Beine in den Knien nach unten beugen, so daß die Unterschenkel in Richtung Boden abklappen.

■ Die Bewegung gleichmäßig 5- bis 10mal wiederholen und ruhig weiteratmen.

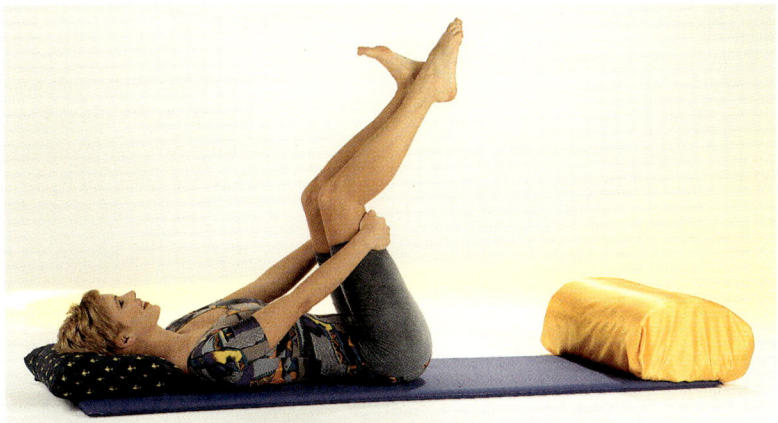

Übung 14

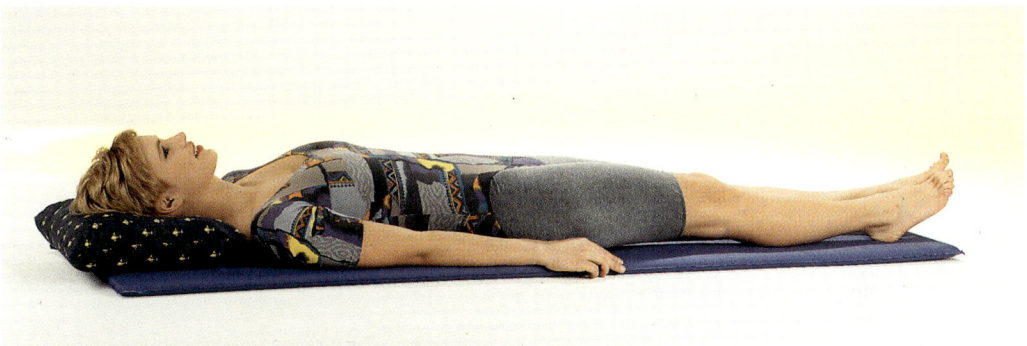

Übung 15

■ Übung 14

■ Beide Beine mit leicht angewin-
kelten Knien in die Luft strecken
und die Oberschenkel von hinten
mit den Händen umfassen.

■ Die Füße in den Sprunggelenken
in rascher Folge 10- bis 15mal auf
und ab bewegen.

■ Übung 15

■ Bei gestreckten Beinen abwechselnd den rechten und linken Oberschenkel möglichst fest anspannen.

■ Die maximale Spannung 1–2 Sekunden lang halten, dann wieder
locker lassen.

■ Mit jedem Bein 5mal wiederholen, dann mit beiden Beinen
gleichzeitig durchführen.

■ Übung 16

■ Die Arme hinter dem Kopf verschränken.

■ Die Gesäßmuskeln fest anspannen und gleichzeitig versuchen, durch die Körperspannung das Becken vom Boden abzuheben.

■ Langsam ausatmen und die Spannung 3 Sekunden lang halten, dann wieder entspannen und tief einatmen.

■ Die Übung 5mal wiederholen.

■ Übung 17

■ Zur Entspannung in Rückenlage die Augen schließen, 30–60 Sekunden lang tief und ruhig durchatmen und den Körper lockern.

■ Dann eine Hand seitlich an die Hüfte, die andere Hand auf den Bauch legen.

■ Die gleichmäßige Atembewegung spüren und die Luft bewußt bis tief in den Bauchraum ein- und ausströmen lassen.

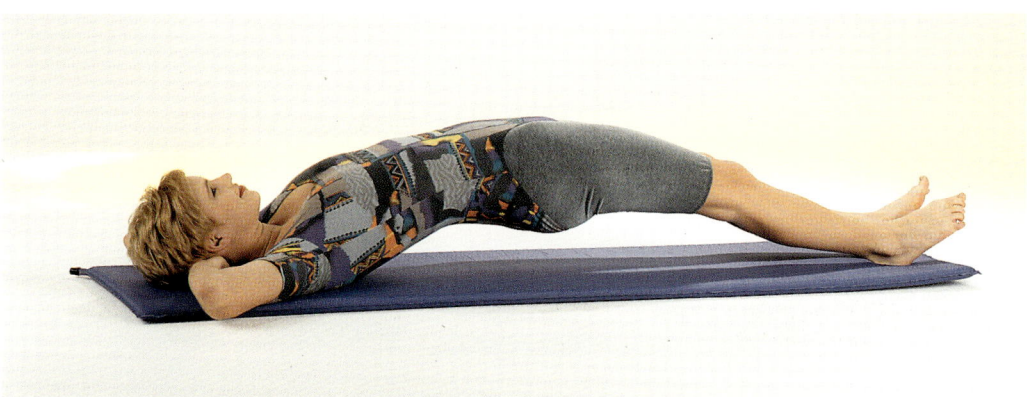

Übung 16

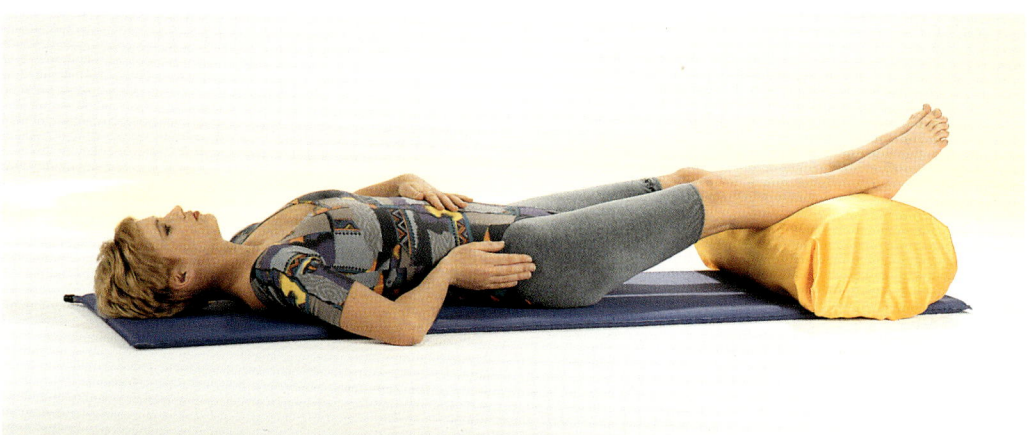

Übung 17

ÜBUNGEN IM SITZEN

Setzen Sie sich mit geradem Rücken
und geschlossenen Beinen auf die
vordere Hälfte eines Stuhls oder
Hockers. Die Oberschenkel sind
waagerecht, die Unterschenkel stehen senkrecht, und die Füße weisen
nach vorne.

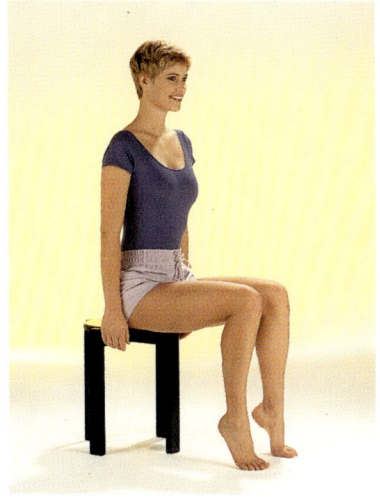

Übung 1

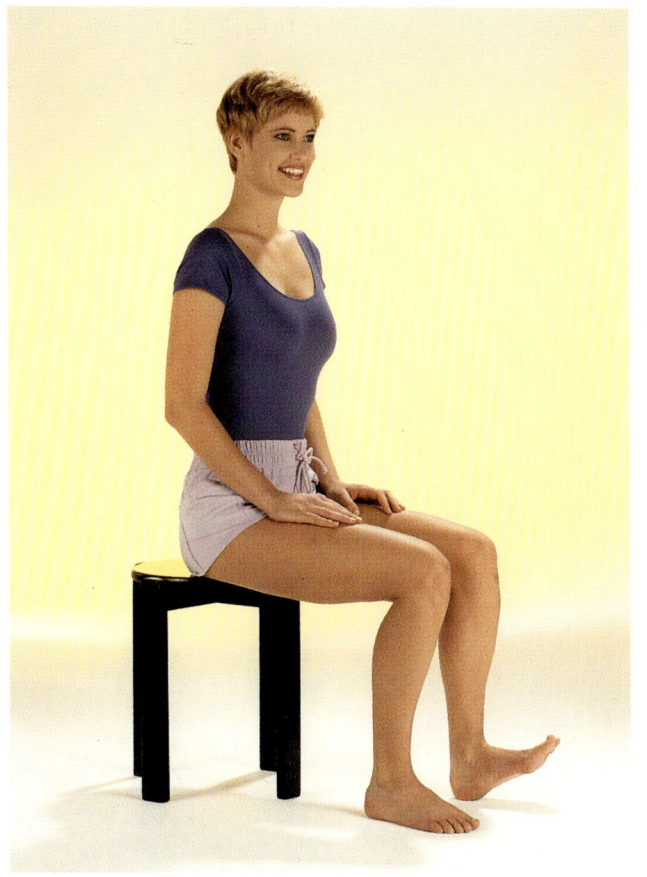

Übung 2

■ Übung 1

■ Beide Beine gleichzeitig auf die
Zehenspitzen aufstellen und zügig
wieder auf die Fußsohlen absetzen.

■ Übung 2

■ Abwechselnd das rechte und
linke Bein langsam auf die Ferse
aufstellen und den Fuß wieder auf
der Sohle absetzen.
■ Sie können die Übung intensivie-
ren, indem Sie mit den Füßen ständig gegen den Boden drücken.

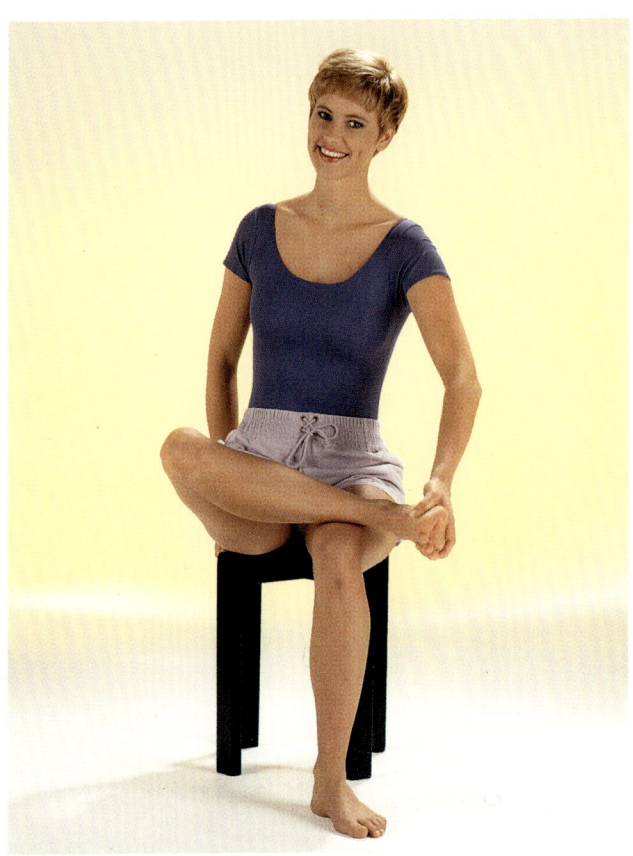

Übung 3

■ Übung 3

■ Das rechte Bein mit dem Knöchel auf dem linken Knie ablegen.

■ Mit der linken Hand von der Fußsohle her den rechten Vorfuß umfassen.

■ Gegen den Zug der linken Hand mehrmals den rechten Fuß anwinkeln und zum Schienbein ziehen, die Zehen bleiben dabei gestreckt.

■ Die Übung mit dem linken Fuß und der rechten Hand wiederholen.

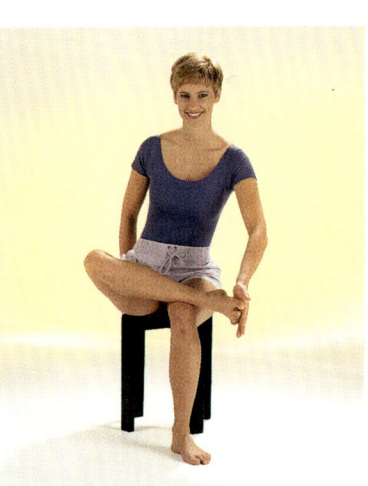

Übung 4

■ Übung 4

■ Position wie bei Übung 3 einnehmen.

■ Gegen den Druck der linken Hand den rechten Fuß abwinkeln und gegen die Hand drücken. Die Bewegung muß vom gesamten Fuß ausgehen, nicht nur von den Ballengelenken.

■ Übung 5

■ Mit den Händen hinter dem Gesäß an der Stuhlkante festhalten und den Oberkörper etwas nach hinten lehnen.

■ Beide Beine gleichzeitig über die Zehen kräftig vom Boden abstoßen und langsam zurücksinken lassen.

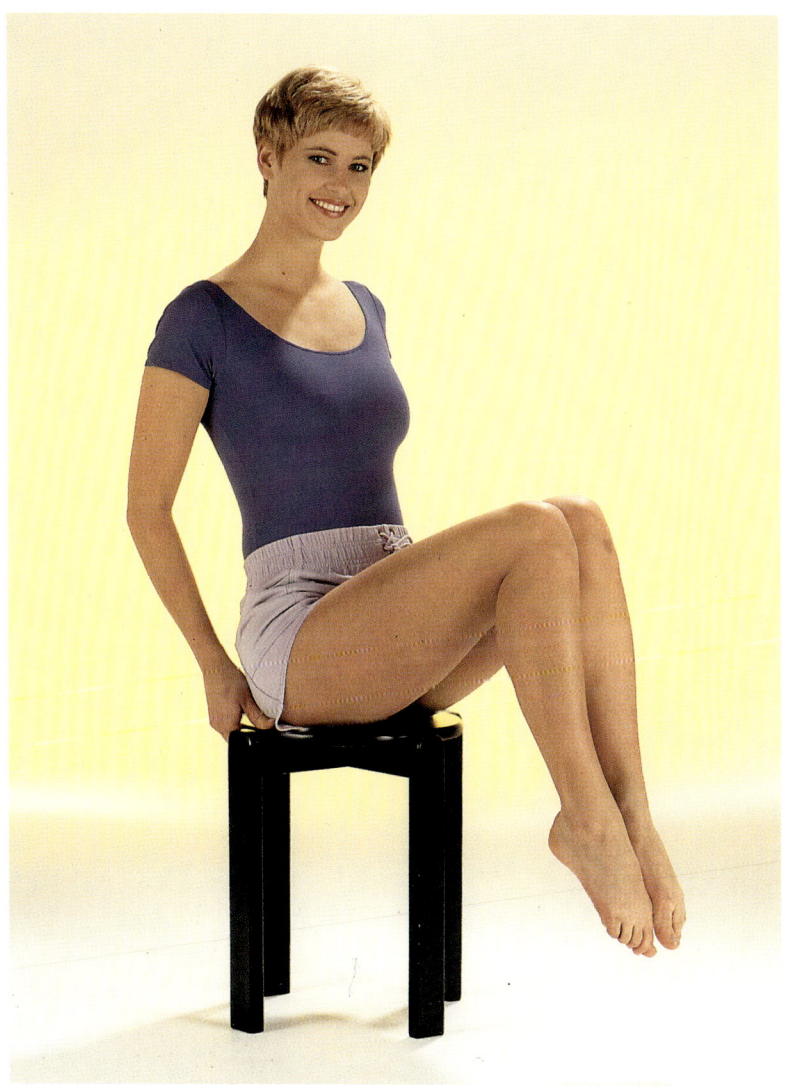

Übung 5

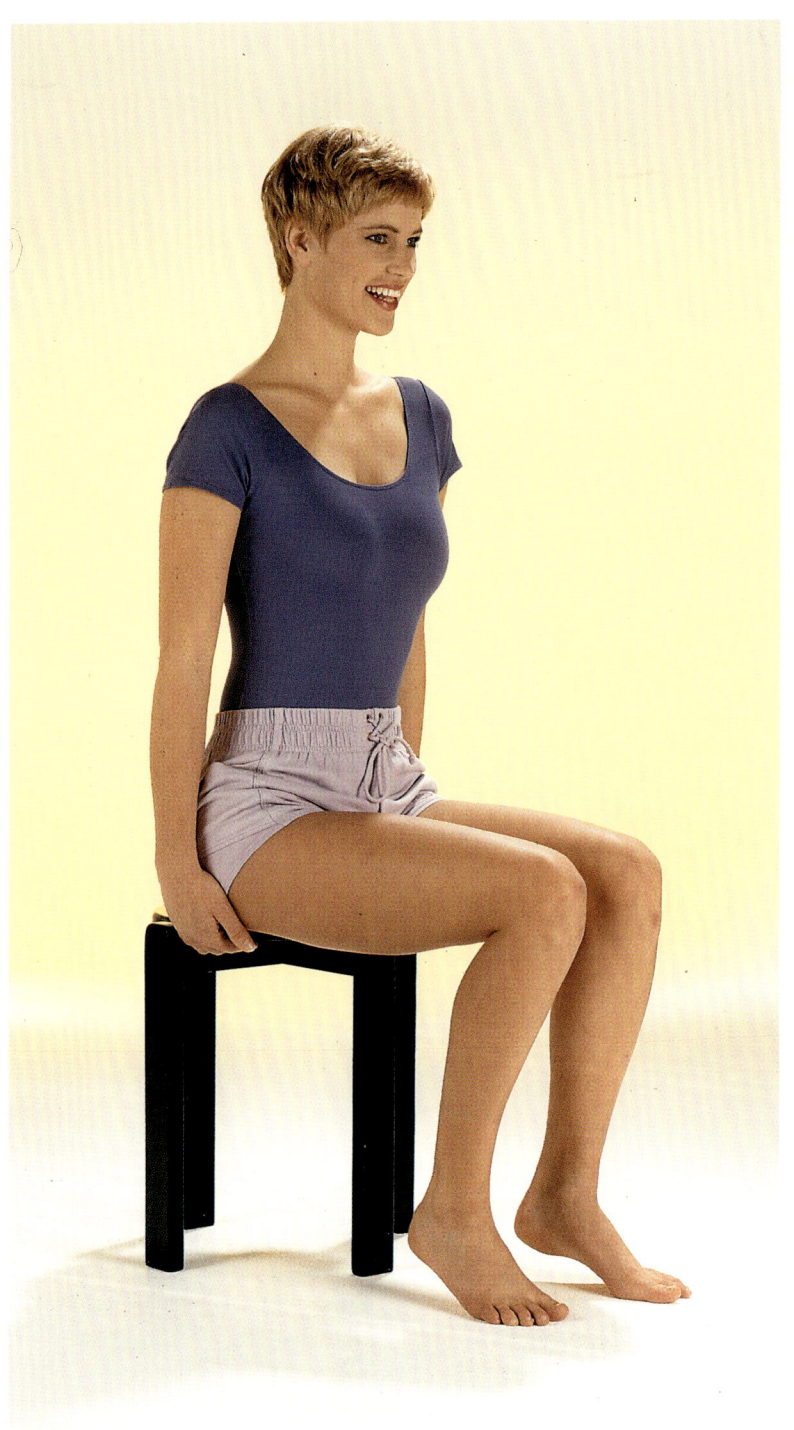

Übung 6

■ Übung 6

■ Mit den Händen an der vorderen Stuhlkante festhalten und die Füße auf die Zehen aufstellen.

■ Die Knie schnell gegen- und auseinander bewegen, so daß die Wadenmuskeln ausgeschüttelt und gelockert werden.

■ Übung 7

■ Mit den Händen hinter dem Gesäß an der Stuhlkante festhalten.

■ Jeweils ein Bein nach vorne führen, bis es fast durchgestreckt ist, mit der Fußspitze auf dem Boden auftippen und das Bein wieder zurückführen.

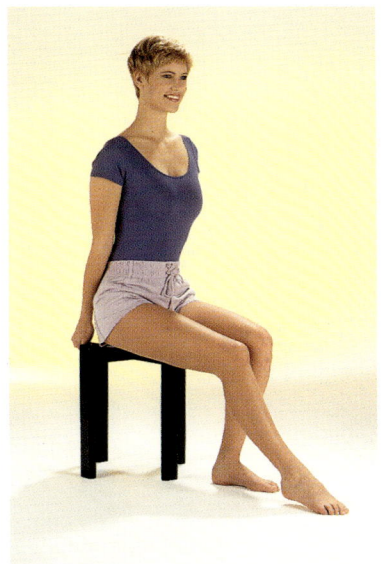

Übung 7

■ Übung 8

■ Mit den Händen an der Stuhlkante festhalten.

■ Die Beine angewinkelt hoch nehmen und wie beim Tretbootfahren 10mal vorwärts kreisen.

■ Nach einer kurzen Pause 10mal rückwärts treten.

■ Achten Sie dabei auf eine lockere, gleichmäßige Atmung.

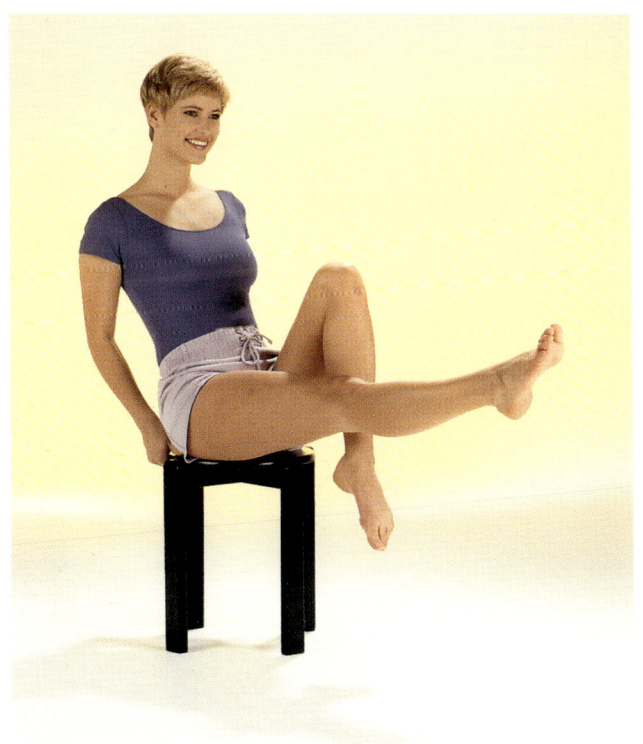

Übung 8

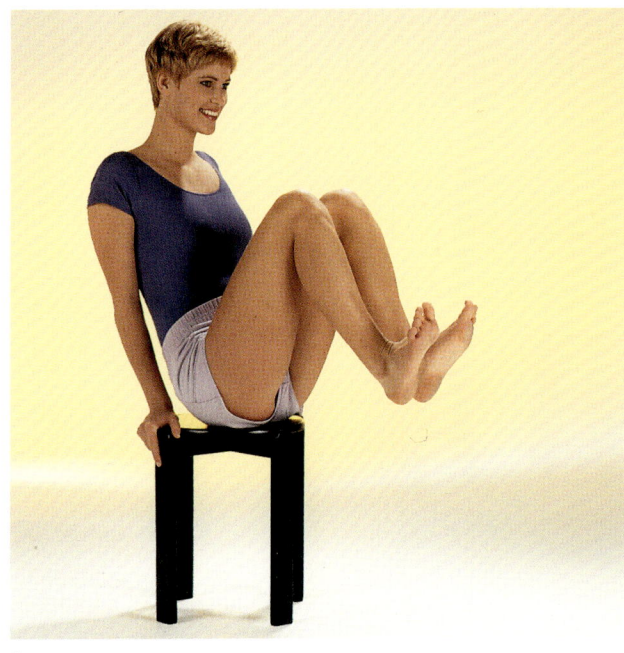

Übung 9a

■ Übung 9

■ Mit den Händen hinter dem Gesäß an der Stuhlkante festhalten und etwas nach hinten lehnen.

■ Die Beine angewinkelt hoch nehmen und die Knie schulterbreit auseinander fallen lassen.

■ Die gegrätschten Beine 10mal an den Körper heranziehen und schräg nach unten durchstrecken.

■ Beim Anziehen aus-, beim Ausstrecken einatmen.

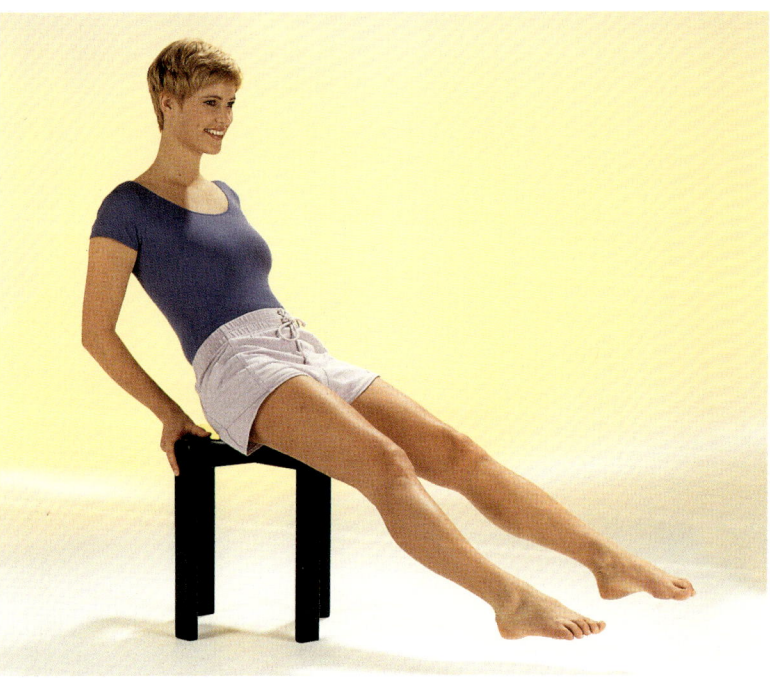

Übung 9b

■ Übung 10

■ Mit den Händen hinter dem Gesäß an der Stuhlkante festhalten.

■ Abwechselnd das linke und rechte Bein etwas hochnehmen und strecken.

■ Den Fuß im Sprunggelenk 10mal anziehen und wegbeugen.

■ Das Bein wieder absetzen.

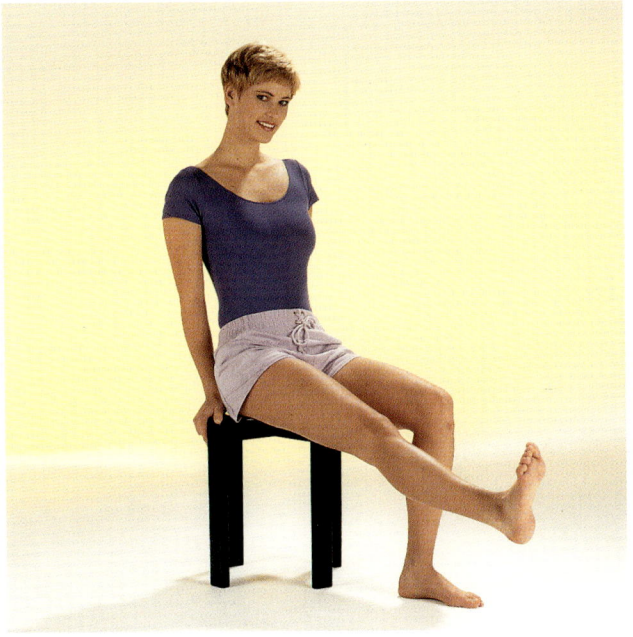

Übung 10a

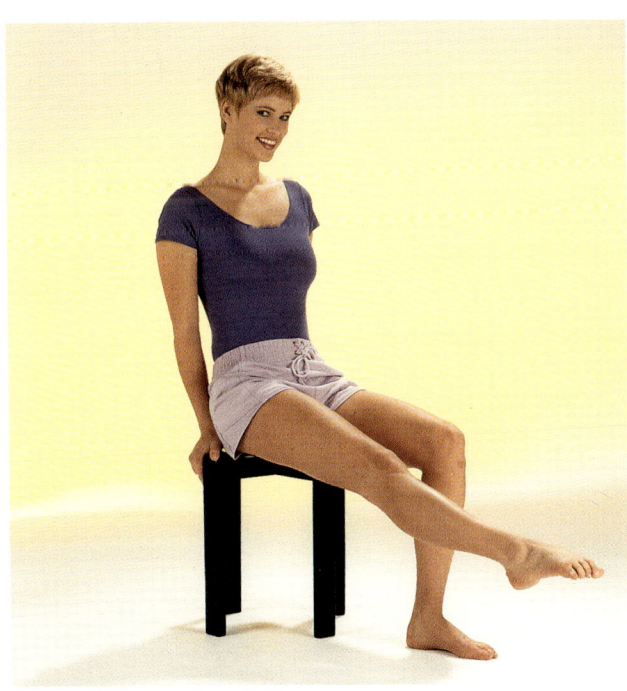

Übung 10b

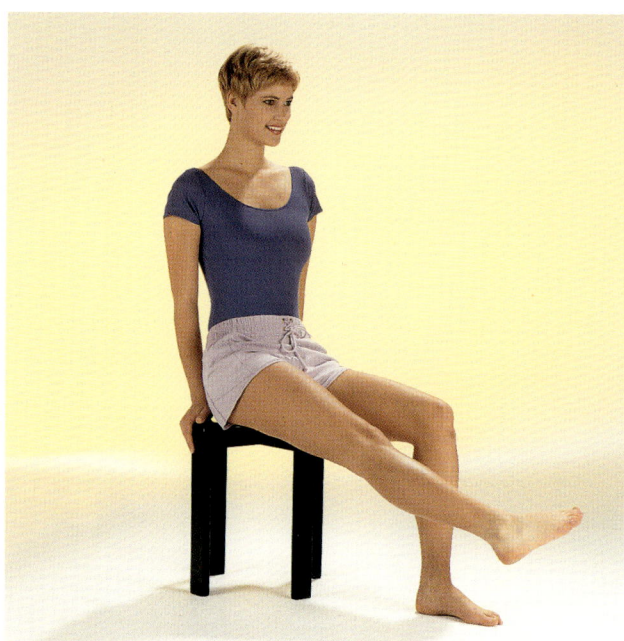

Übung 11

Übung 11

- Jeweils ein Bein wie in Übung 10 anheben, dann den Fuß mit möglichst großen Kreisen im Sprunggelenk drehen.
- Nach 10 Kreisbewegungen die Richtung wechseln.
- Das Bein wieder absetzen.

Übung 12

- Mit den Händen hinter dem Gesäß an der Stuhlkante festhalten.
- Nacheinander beide Beine ausstrecken und durch Schlenkern des Fußes im Sprunggelenk die Waden ausschütteln.

Übung 13

- Beide Fersen anheben, auf den Zehen nach außen drehen und absetzen.
- Die Fußspitzen anheben, auf den Fersen nach außen drehen und absetzen.
- Die Fersen anheben, auf den Zehen nach innen drehen und absetzen.
- Die Fußspitzen anheben, auf den Fersen nach innen drehen und absetzen.

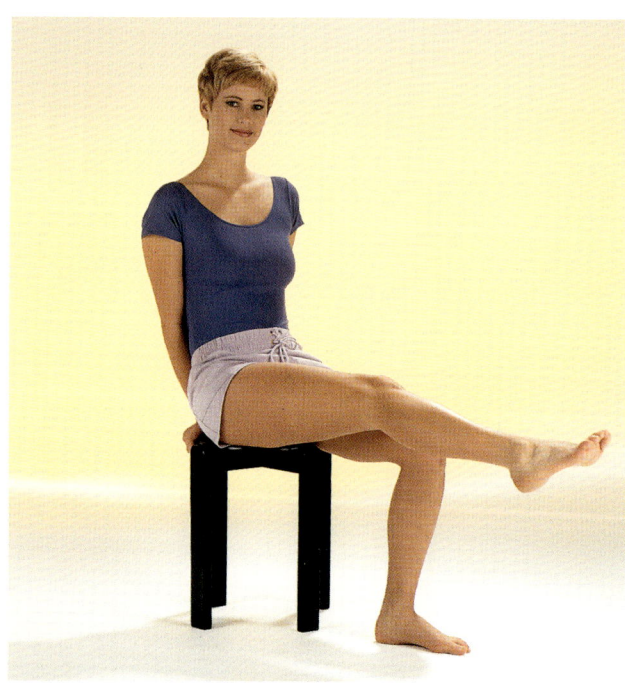

Übung 12

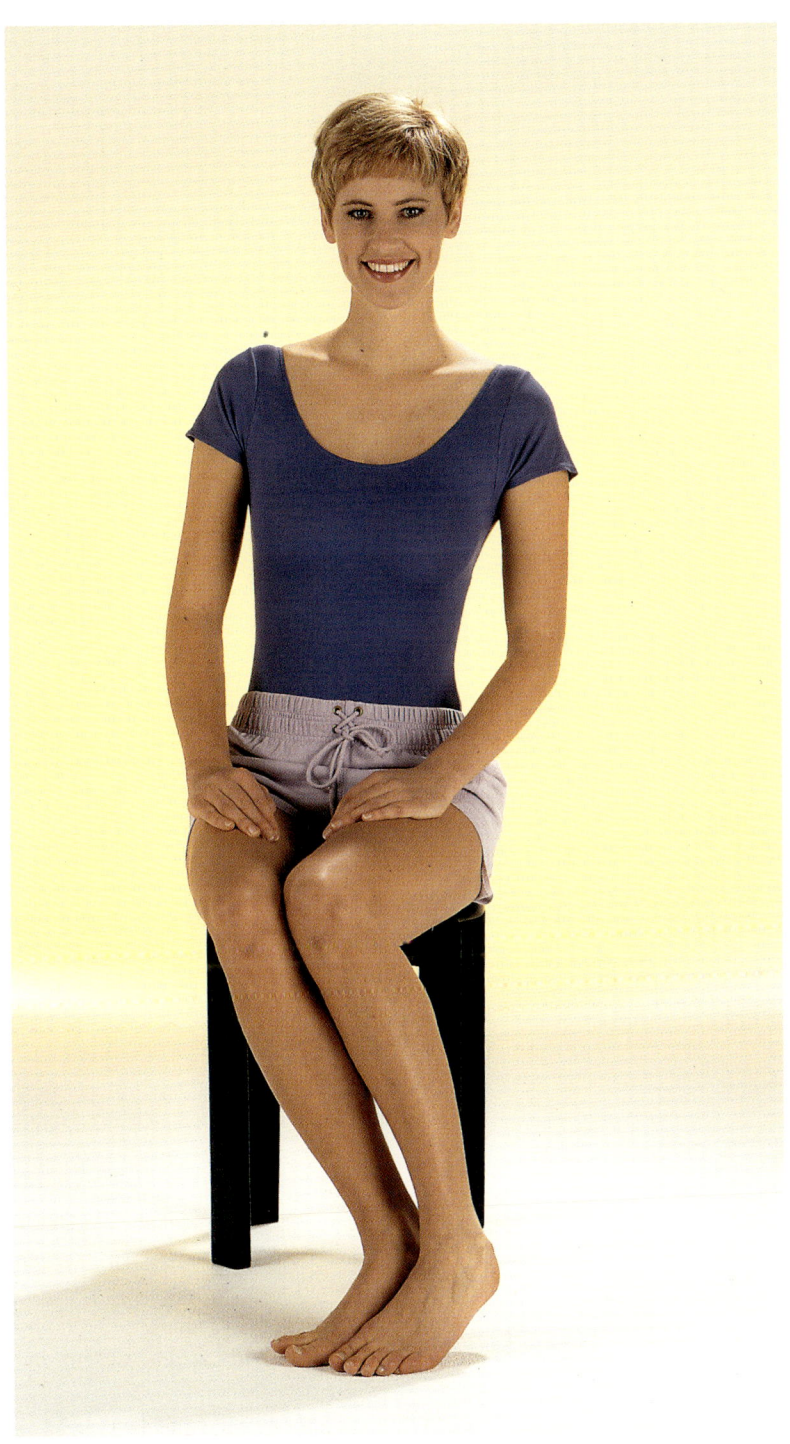

Übung 13

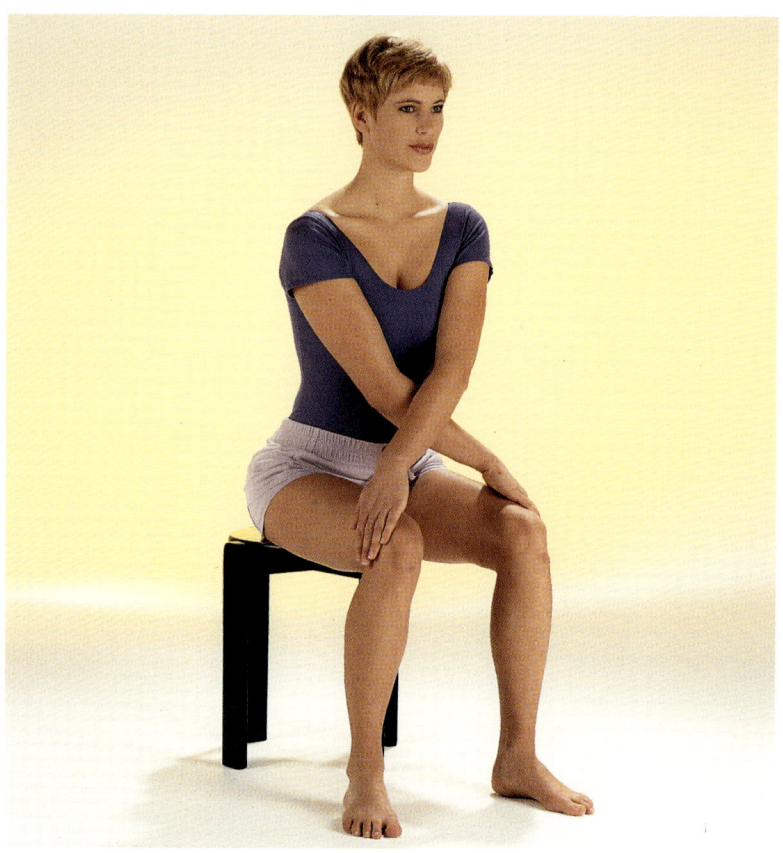

Übung 14

■ Übung 14

■ Die Füße etwa schulterbreit auseinanderstellen, die Arme vor dem Bauch überkreuzen und die Handflächen von außen seitlich gegen die Knie legen.

■ Gegen den Widerstand der Beine versuchen, die Knie mit den Händen zusammenzudrücken.

■ Abwechselnd mit der linken und rechten Hand und anschließend gleichzeitig.

■ Während der Anspannung langsam durch die leicht geöffneten Lippen ausatmen.

■ Übung 15

■ Die Füße etwa schulterbreit auseinanderstellen und die Handflächen von innen seitlich gegen die Knie legen.

■ Gegen den Widerstand der Beine versuchen, die Knie mit den Händen auseinander zu drücken.

■ Abwechselnd mit der linken und rechten Hand und anschließend gleichzeitig.

■ Während der Anspannung langsam durch die leicht geöffneten Lippen ausatmen.

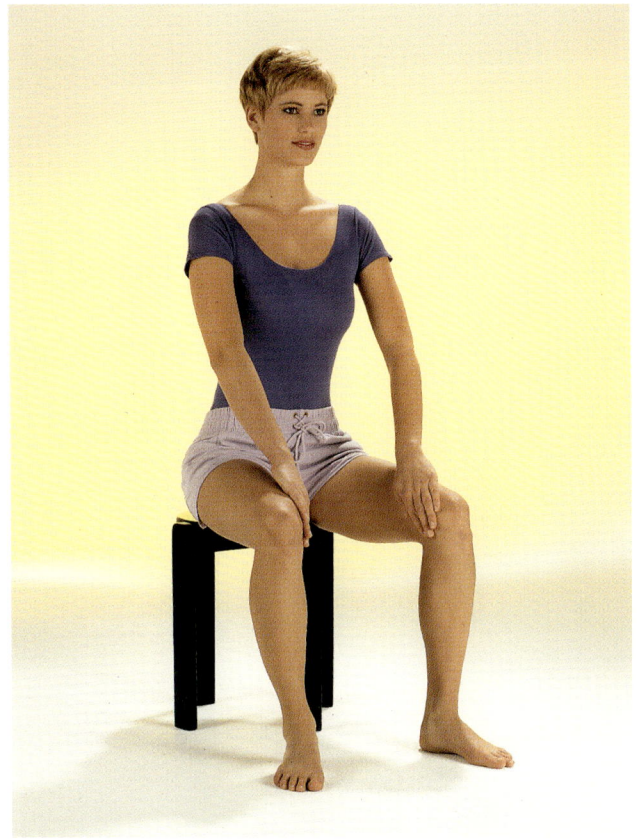

Übung 15

■ Übung 16

■ Setzen Sie sich mit gestreckten Beinen auf den Boden.

■ Ein Bein anziehen und den Vorderfuß mit den Händen umfassen.

■ Die Zehen mindestens 10mal abwechselnd beugen und strecken.

■ Die Intensität durch zunehmenden Gegenzug der Hände allmählich steigern.

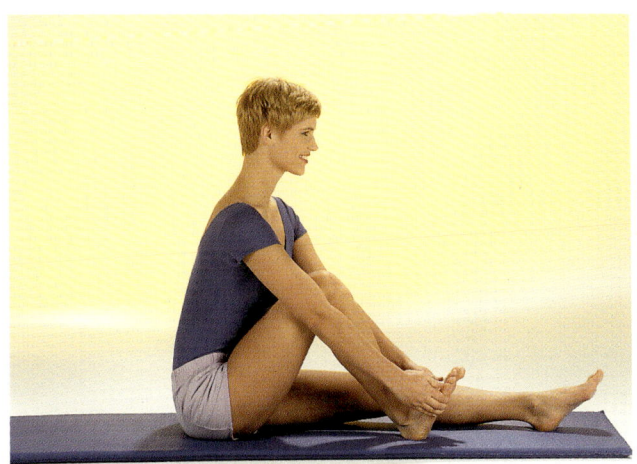

Übung 16

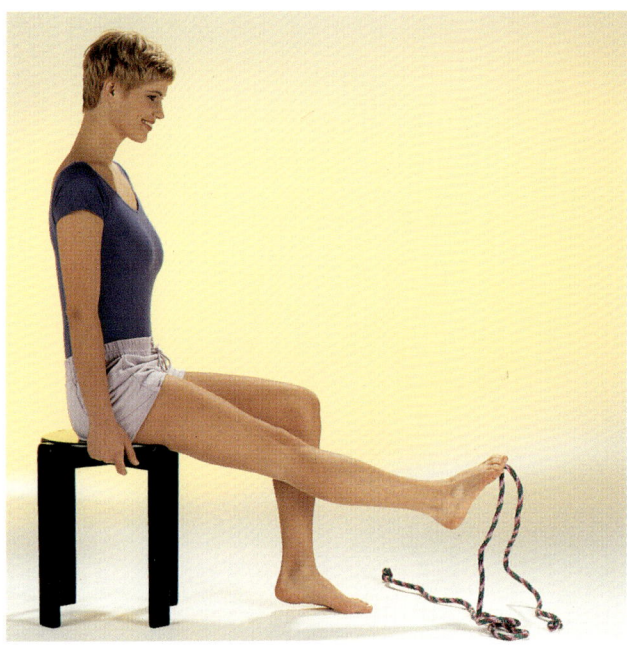

Übung 1

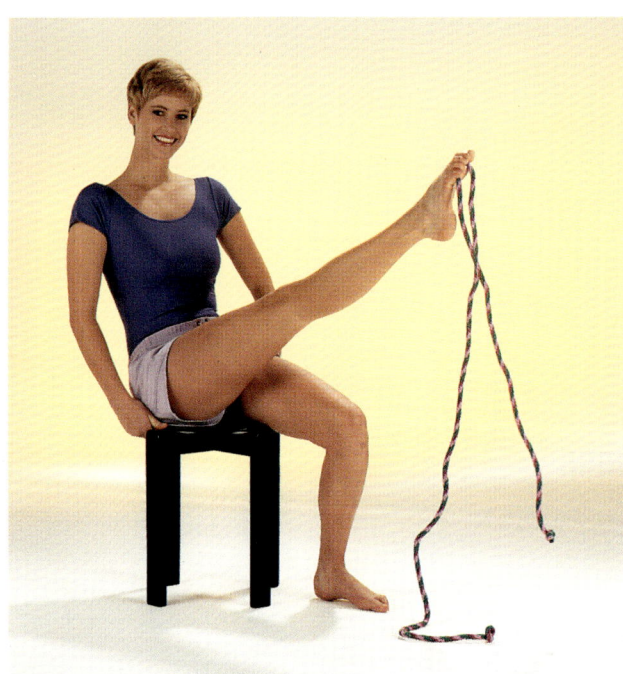

Übung 2

ÜBUNGEN IM SITZEN MIT HILFSMITTELN

Hier kommen wieder einfache Hilfsmittel zum Einsatz, die sich normalerweise in jedem Haushalt finden lassen oder die man relativ billig in Sport- und Gymnastikläden besorgen kann.

■ Übung 1

■ Legen Sie ein etwa fingerdickes Seil vor Ihren Füßen auf den Boden.
■ Mit den Händen hinter dem Gesäß an der Stuhlkante festhalten.
■ Einen Fuß etwas anheben und mit den Zehen das Seil umgreifen oder einklemmen.
■ Das Seil loslassen und 10mal wiederholen.
■ Die gleiche Übung mit dem anderen Fuß und mit beiden Füßen gleichzeitig.

■ Übung 2

■ Wie in Übung 1 das Seil mit den Zehen ergreifen, jetzt aber möglichst weit hochheben, das Bein strecken und das Seil fallen lassen.
■ Das Bein wieder zurückführen, das Seil mit dem anderen Fuß ergreifen und wieder vor dem Körper ablegen.
■ Mit jedem Bein 10mal wiederholen.

■ Übung 3

■ Legen Sie eine größere Papprolle (zum Beispiel Waschmitteltrommel, Küchenrolle), einen Ball oder Ballon vor Ihre Füße auf den Boden.

■ Mit den Händen hinter dem Gesäß an der Stuhlkante festhalten, beide Füße nebeneinander auf der Rolle aufsetzen.

■ Die Füße auf der Rolle oder dem Ball bis zu den Zehen bogenförmig vor und bis zur Ferse zurück bewegen.

■ Dabei die Fersen bzw. Zehen möglichst weit dem Boden nähern, um die Beweglichkcit im Sprunggelenk zu verbessern.

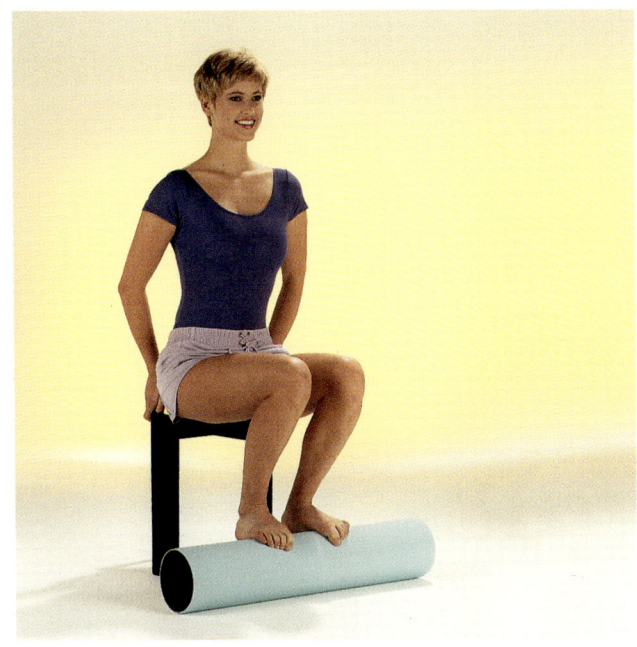

Übung 3a

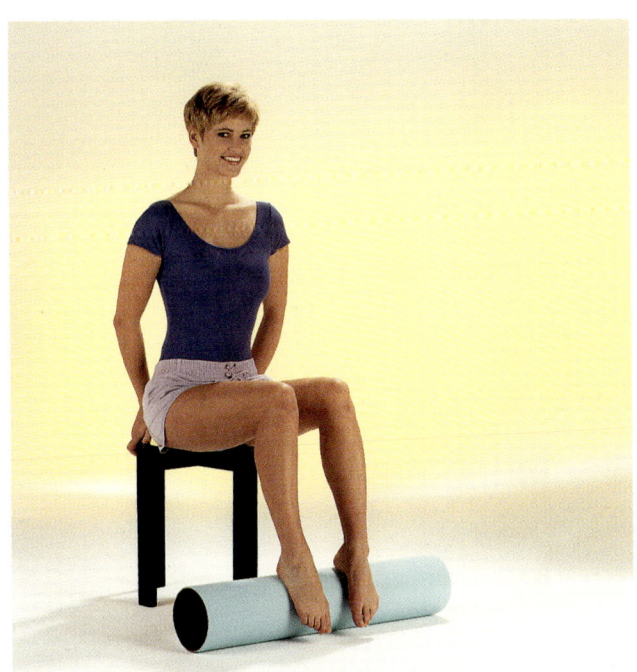

Übung 3b

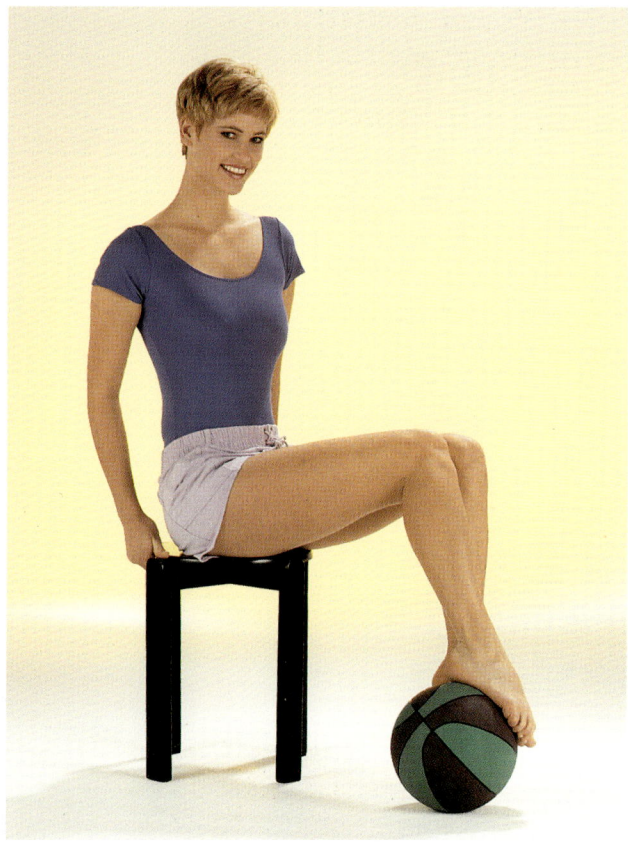

Übung 4

Übung 4

▪ Mit den Händen hinter dem Gesäß an der Stuhlkante festhalten, beide Füße nebeneinander auf den Ball oder Ballon aufsetzen.

▪ Mit den Füßen aus dem Sprunggelenk heraus in wechselnder Richtung möglichst weite kreisende Bewegungen machen.

▪ Die gleiche Übung auch mit jeweils einem Fuß probieren.

Wenn Sie die Übungen 3 und 4 abwechselnd mit je einem Fuß auf einem Noppenball durchführen, massieren Sie gleichzeitig auf angenehme Weise Ihre Fußsohlen.

Übung 5

▪ Mehrere Murmeln verschiedener Größe vor sich auf den Boden legen.

▪ Abwechselnd mit je einem nackten Fuß zwischen 1. und 2. Zehe eine Murmel einkrallen und möglichst weit vor sich auf dem Boden ablegen.

▪ Anschließend die Murmeln wieder Stück für Stück mit je einem Fuß aufnehmen und dicht vor dem Körper ablegen.

▪ Haben Sie nur eine Murmel, können Sie diese abwechselnd mit je einem Fuß von sich weg und zurück transportieren.

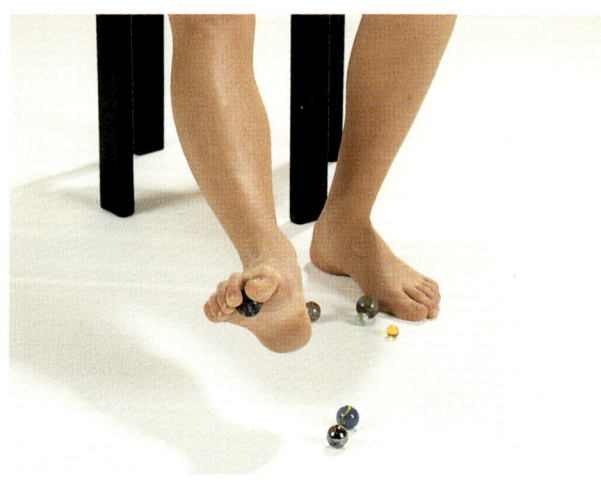

Übung 5

■ Übung 6

■ Mit den Händen hinter dem Gesäß an der Stuhlkante festhalten, der Ball oder die Rolle liegt vor den Füßen.

■ Mit einem Fuß vor dem Ball mit der Ferse und hinter dem Ball mit den Zehenspitzen auftippen.

■ Erst mit dem anderen Fuß, dann im Gegensinn mit beiden Beinen gleichzeitig wiederholen.

Für die folgenden Übungen ein elastisches Gummiband (Thera-Band) unter der Fußsohle durchziehen und die Enden mit beiden Händen festhalten.

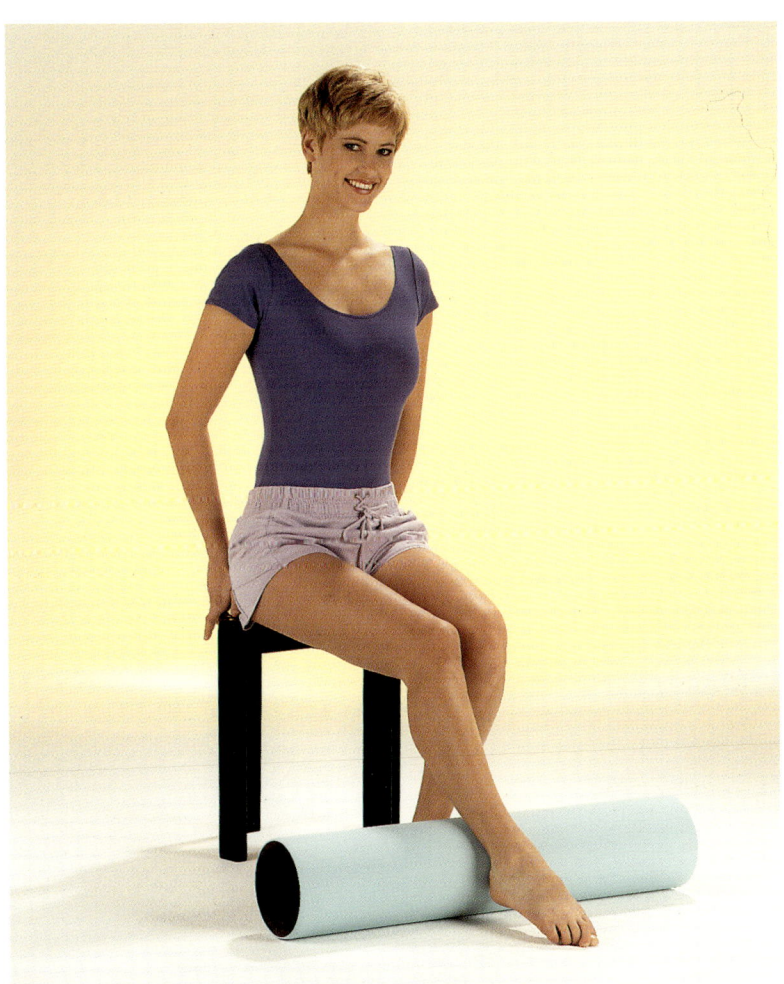

Übung 6

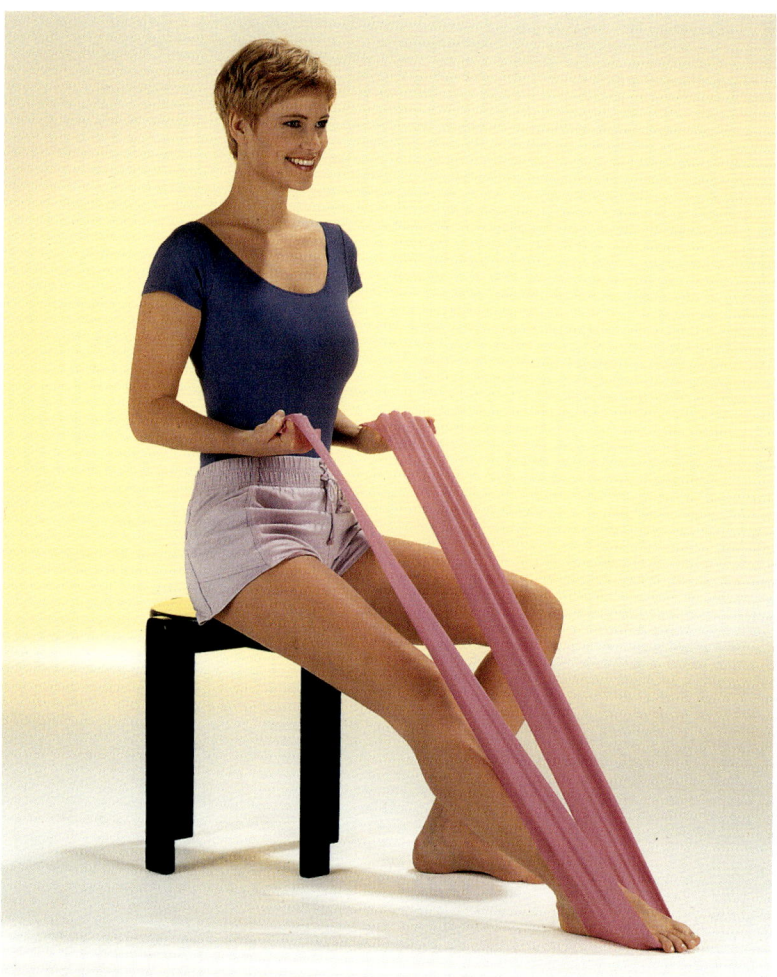

Übung 7

■ Übung 7

▪ Jeweils ein Bein gerade ausstrecken und durch Zug am Band
den Fuß so weit wie möglich zum
Körper hochbiegen.

▪ Gegen den Widerstand des
Bands den Fuß im Sprunggelenk
nach vorne abwinkeln, die Streck-
position etwa 10 Sekunden lang halten, dann wieder mit dem Band
hochbiegen.

▪ Innerhalb von 10 Wiederholun-
gen den Zug am Band kontinuierlich steigern, so daß ein Spannungsgefühl in der Wade aufkommt.

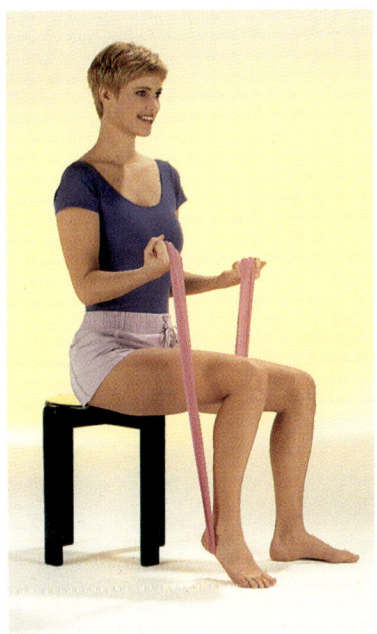

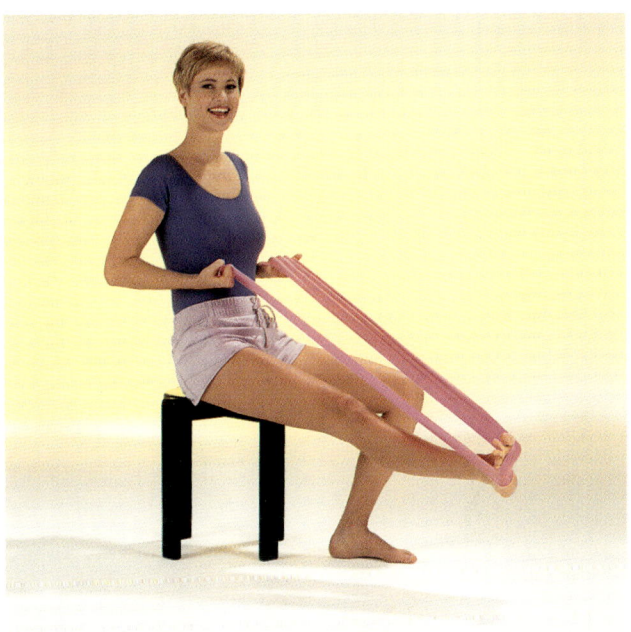

Übung 8

Übung 9

■ Übung 8

■ Das Band unter die Ferse des an-gewinkelten Beins bringen und die Ferse hochziehen.

■ Gegen den Widerstand des Bands 10mal versuchen, die Ferse bis zum Boden nach unten zu drücken.

■ Im Verlauf der 10 Wiederholun-gen den Zug des Bands allmählich steigern.

■ Übung 9

■ Bei gestrecktem Bein mit dem Fuß im Sprunggelenk möglichst weite Kreise beschreiben.

■ Durch rechts- oder linksseitigen Zug am Band den Bewegungsablauf unterstützen.

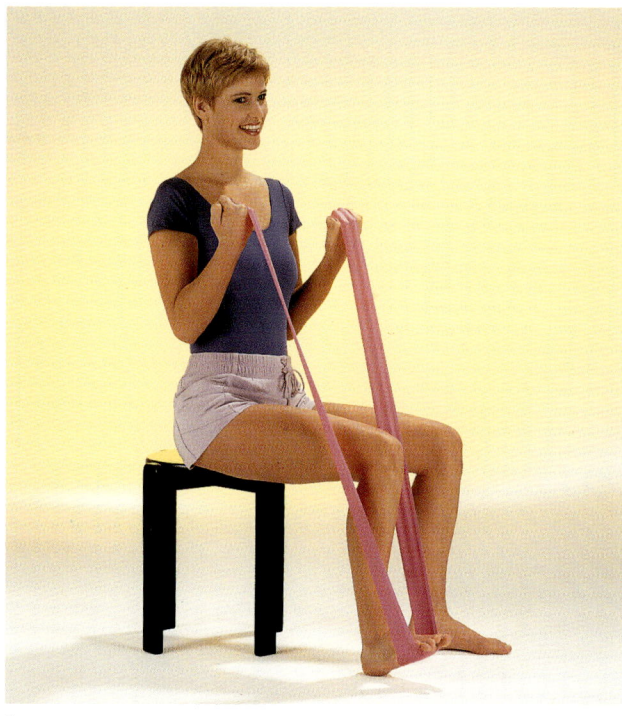

Übung 10

■ Übung 10

■ Das Band unter die Zehenballen bringen und den Vorderfuß damit hochziehen.

■ Gegen den Widerstand des Bands 10mal versuchen, den Vorderfuß bis zum Boden nach unten zu drücken.

■ Im Verlauf der 10 Wiederholungen den Zug des Bands allmählich steigern.

■ Übung 11

■ Mit gestreckten Beinen auf den Boden setzen.

■ Den Fuß gegen den Widerstand des Bands im Sprunggelenk beugen und strecken.

■ Im Verlauf der 10 Wiederholungen den Zug des Bands allmählich steigern.

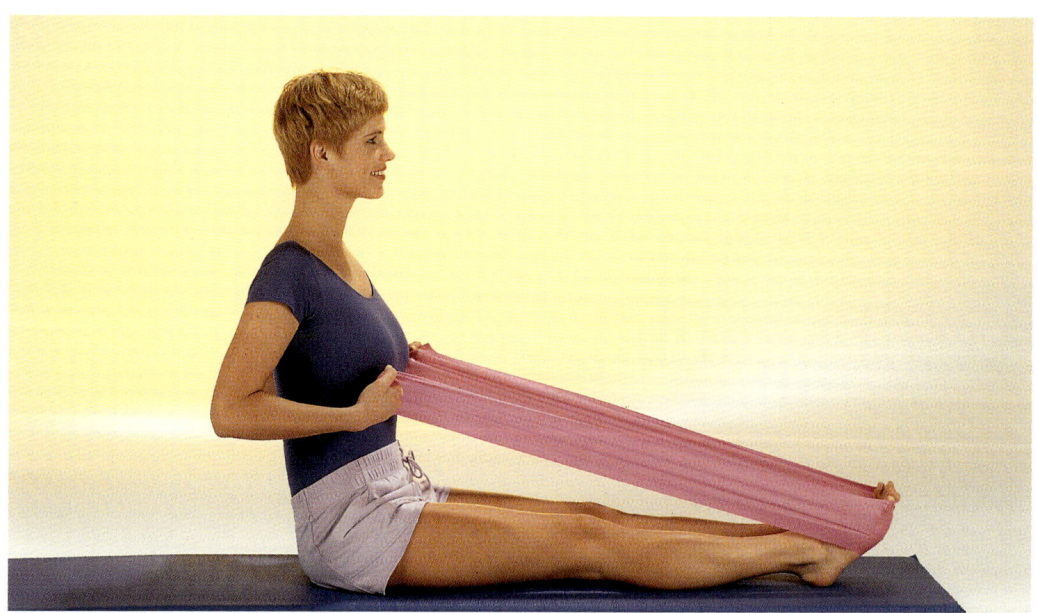

Übung 11

ÜBUNGEN IM STEHEN

■ Übung 1

■ Aufrecht stehen, die Füße in Hüftbreite nebeneinander auf dem Boden.

■ Mit gestrecktem Oberkörper nach links und rechts pendeln, so daß der Druck auf den Fußinnen- bzw. Fußaußenkanten spürbar wird.

■ Übung 2

■ In leichter Schrittstellung stehen, die Arme hängen locker herab.

■ Durch Verlagern des gestreckten Oberkörpers langsam vorwärts und rückwärts schwanken, die Fußsohlen bleiben fest auf dem Boden.

■ Die Fußstellung durchwechseln.

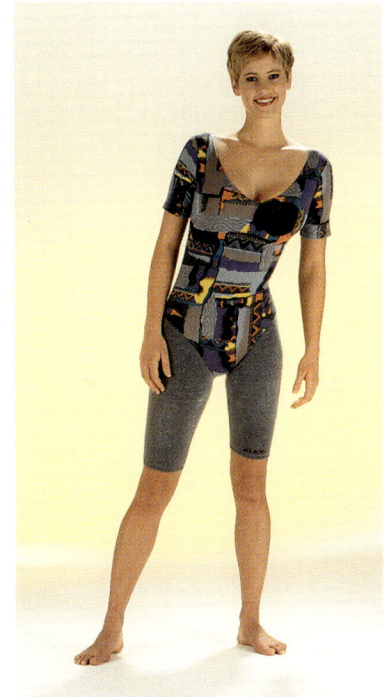

Übung 1

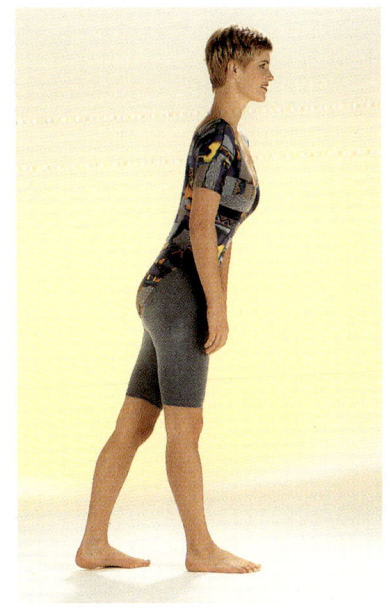

Übung 2a

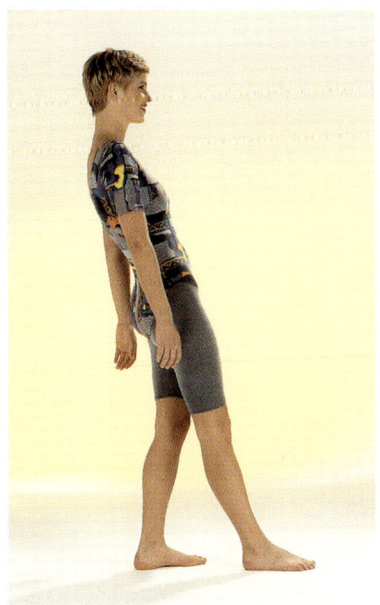

Übung 2b

■ Übung 3

■ Aufrecht stehen, die Füße in Hüftbreite nebeneinander auf dem Boden.

■ Die Hände können Sie auf den Hüften abstützen.

■ Abwechselnd jeweils einen Fuß auf die Zehenspitzen aufstellen, kurz halten, dann die Ferse wieder auf den Boden absetzen.

■ Übung 4

■ Wie bei Übung 3 einen Fuß auf die Zehen stellen, dann die Ferse möglichst weit nach außen drehen, kurz halten und zurückführen.

■ Nach 10 Fersendrehungen die Ferse absetzen und auf das andere Bein wechseln.

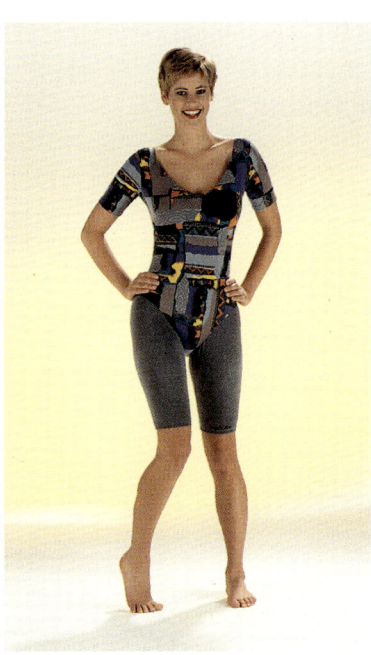

Übung 4

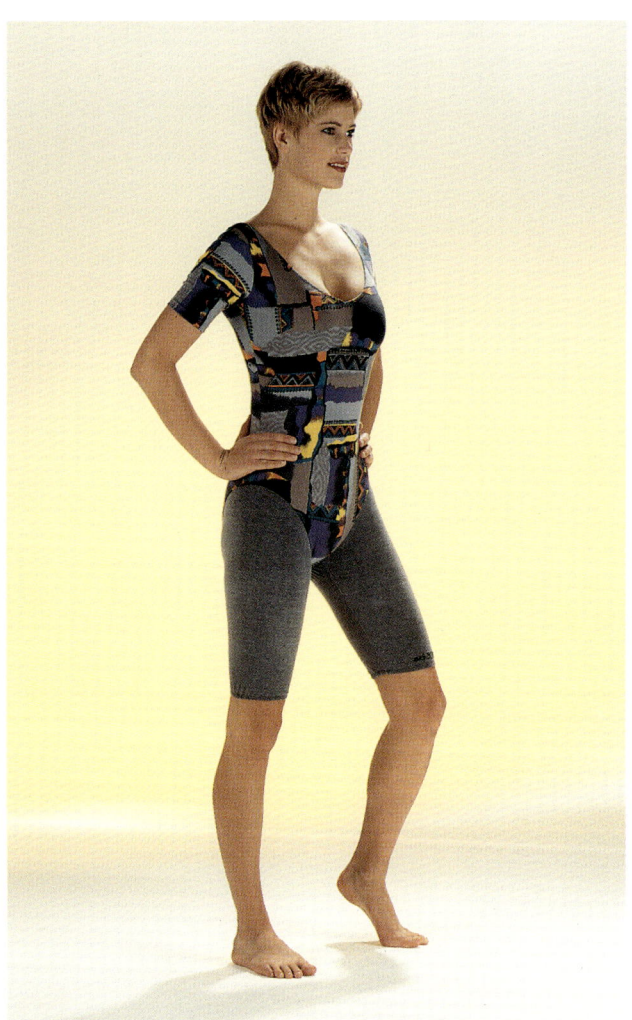

Übung 3

■ Übung 5

■ Stand mit geschlossenen Beinen, die Arme locker hängen lassen oder auf den Hüften abstützen.

■ In den Zehenstand gehen und kurz auf dem höchsten Punkt halten.

■ Die Füße langsam wieder auf den Sohlen abrollen und anschließend die Vorfüße so weit wie möglich anheben.

■ Die Füße wieder ganz aufsetzen und neu beginnen.

■ Bei Standunsicherheit können Sie sich an einer Stuhllehne oder ähnlichem abstützen.

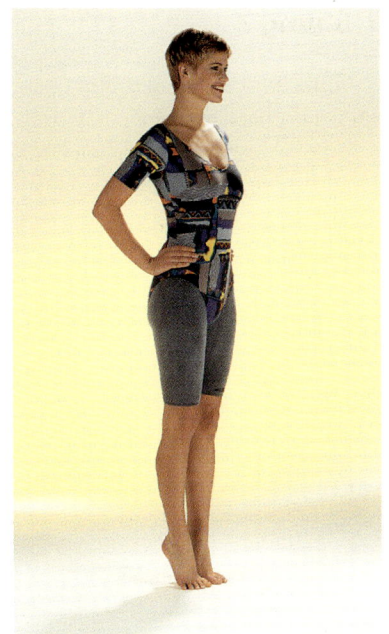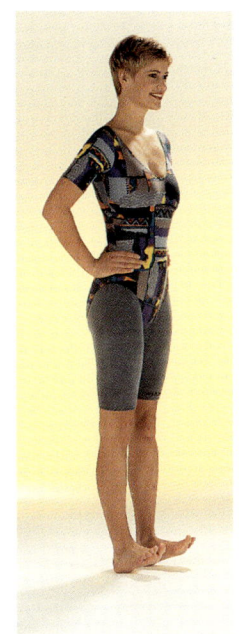

Übung 5

■ Übung 6

■ In Schrittstellung mit leichtem Schwung das Gewicht auf das vordere Bein verlagern und bis zum Zehenstand kommen.

■ Anschließend mit dem Körpergewicht nach hinten pendeln, bis wieder die Ausgangsstellung erreicht ist.

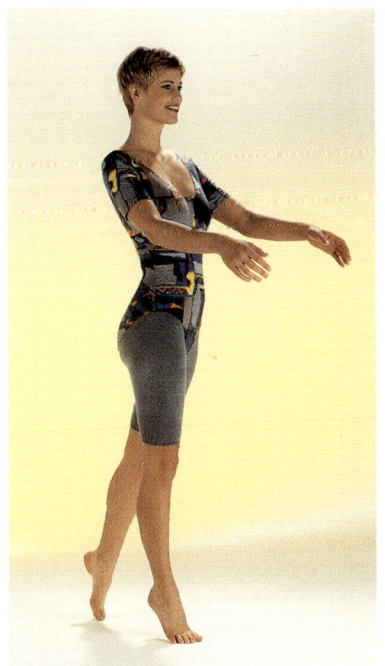

Übung 6

■ Übung 7

■ Aufrechter Stand, die Füße stehen parallel nebeneinander.

■ Mit dem rechten und linken Bein jeweils abwechselnd einen Schritt schräg nach vorne setzen und den Fuß in die Ausgangsstellung zurückziehen.

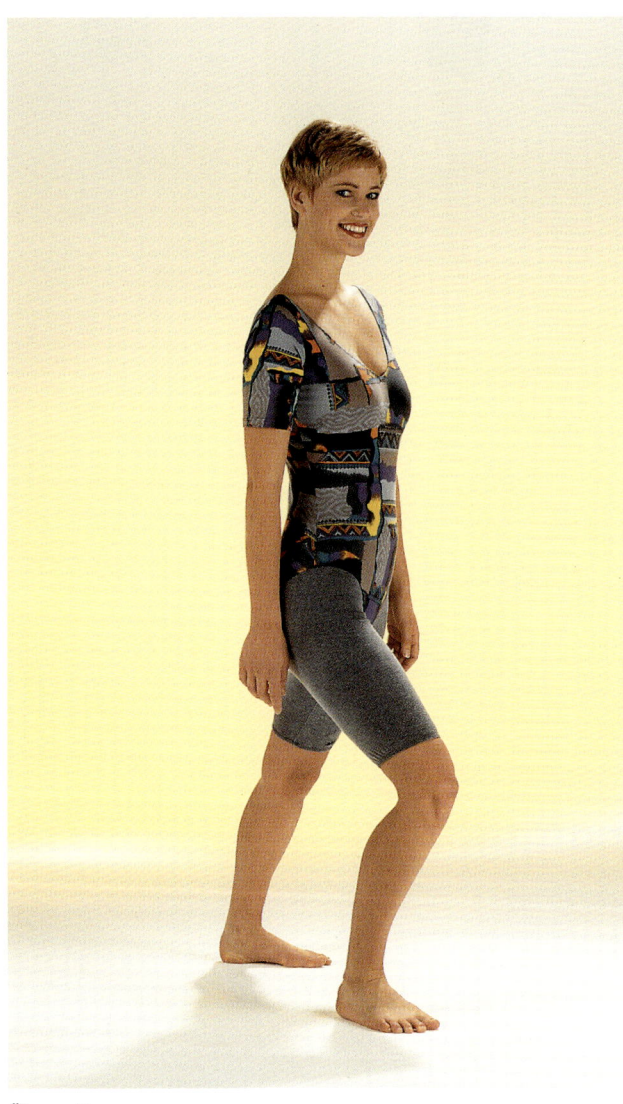

Übung 7

■ Übung 8

■ Stand mit geschlossenen Beinen.

■ Etwas in die Hocke gehen, die Pobacken anspannen und mit Schwung in den Zehenstand hochkommen.

■ Den Zehenstand kurz halten und in die Ausgangsposition zurückkehren.

■ Übung 9

■ Stand mit geschlossenen Beinen.

■ Einen Fuß vom Boden abheben und mit dem gestreckten Bein vor dem Standfuß mindestens zehnmal eine „8" kreisen.

■ Übung 10

■ Paralleler Stand, die Füße etwa schulterbreit nebeneinander.

■ Die linke Ferse vom Boden abheben, den Ballen am Boden lassen.

■ Den Fuß nach innen drehen, so daß die linke Ferse zur rechten Fußspitze weist.

■ Die linke Ferse wieder in die Ausgangsstellung zurückführen und die Übung mit dem rechten Fuß durchführen.

■ Übung 11

■ Stand mit geschlossenen Beinen, die Arme nach vorne hochnehmen.

■ Eine Kniebeuge machen und gleichzeitig in den Zehenstand kommen.

■ Die Stellung kurz halten, dann in den geraden Stand zurückkehren.

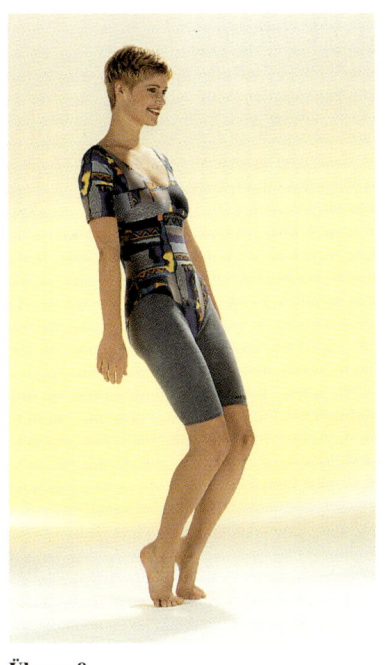

Übung 8

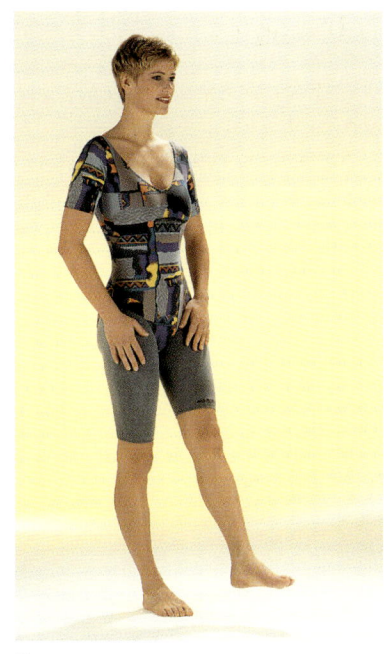

Übung 9

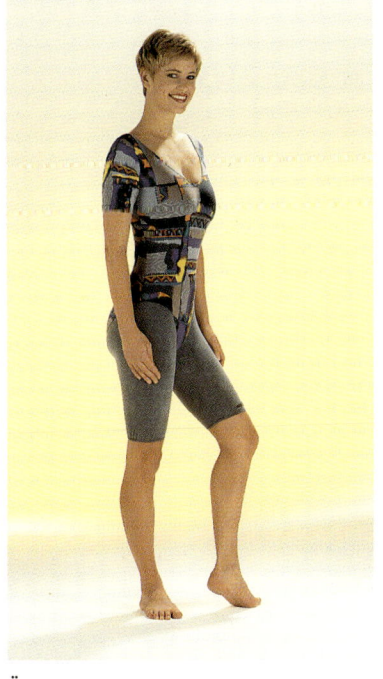

Übung 10

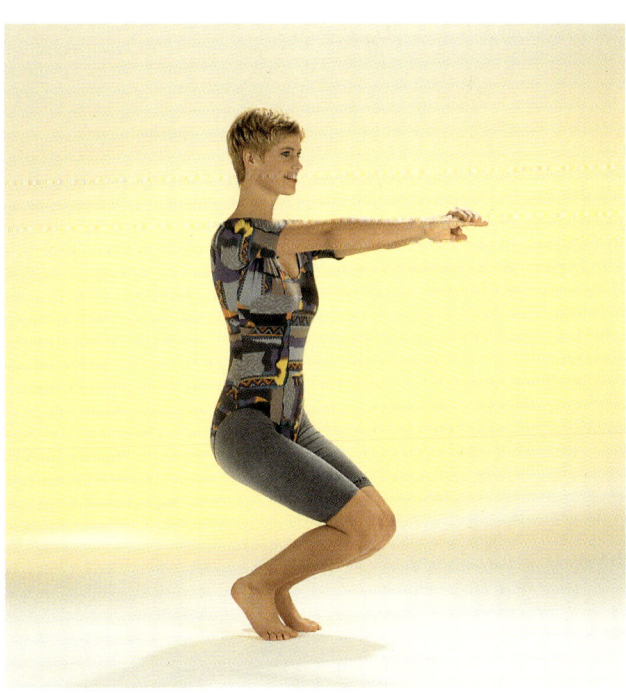

Übung 11

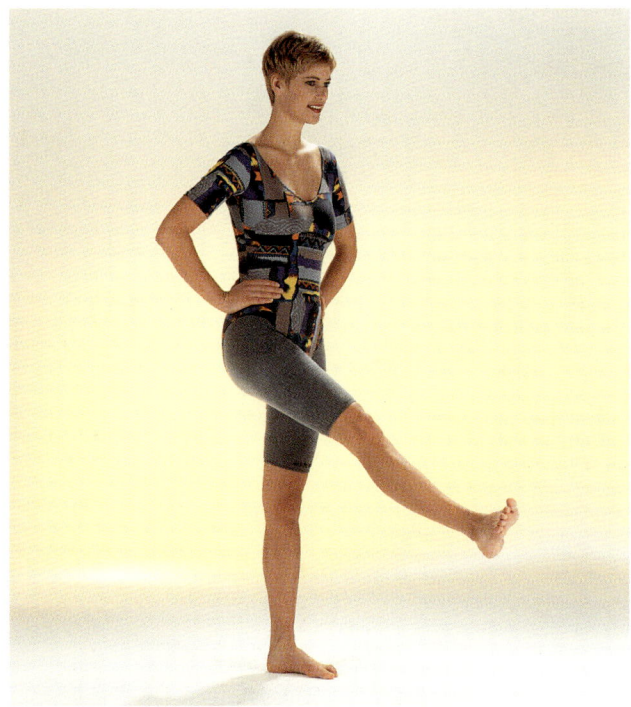

Übung 12

Übung 12

■ Im Stand die Hände auf den Hüften abstützen oder mit der rechten Hand auf der Lehne eines abgewandten Stuhls oder an der Wand abstützen.

■ Das linke Bein locker vor und zurück schwingen lassen, dann zu Achterbahnen übergehen.

■ Anschließend mit der linken Hand sichern und mit dem rechten Bein schwingen, erst gerade vor und zurück, dann in Achterbahnen.

Übung 13

■ Stand mit geschlossenen Beinen und ganz leicht eingeknickten Knien.

■ Beide Vorfüße entlasten, auf den Fersen nach rechts drehen und absetzen.

■ Jetzt beide Fersen entlasten, auf den Fußballen nach rechts drehen und absetzen.

■ So immer weiter nach rechts, dann in gleicher Weise nach links gleiten.

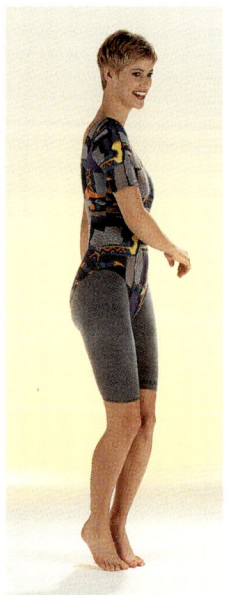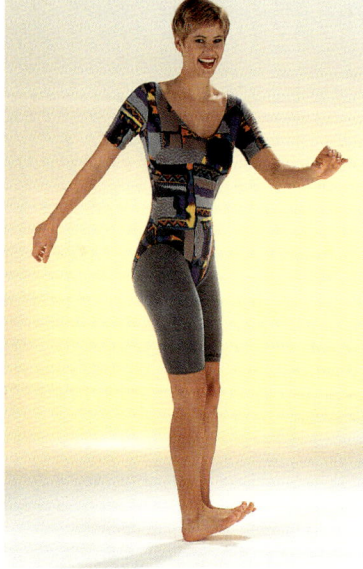

Übung 13

ÜBUNGEN IM STEHEN MIT HILFSMITTELN

■ Übung 1

■ Ein etwa drei Zentimeter dickes Buch (Postleitzahlenbuch oder ähnliches) quer vor die geschlossenen Füße legen und mit den Zehen oder Fußballen auf das Buch steigen.

■ Den Körper aus den Füßen heraus bis in den Zehenstand gerade hochstemmen und langsam wieder absenken, bis die Fersen auf dem Boden aufliegen.

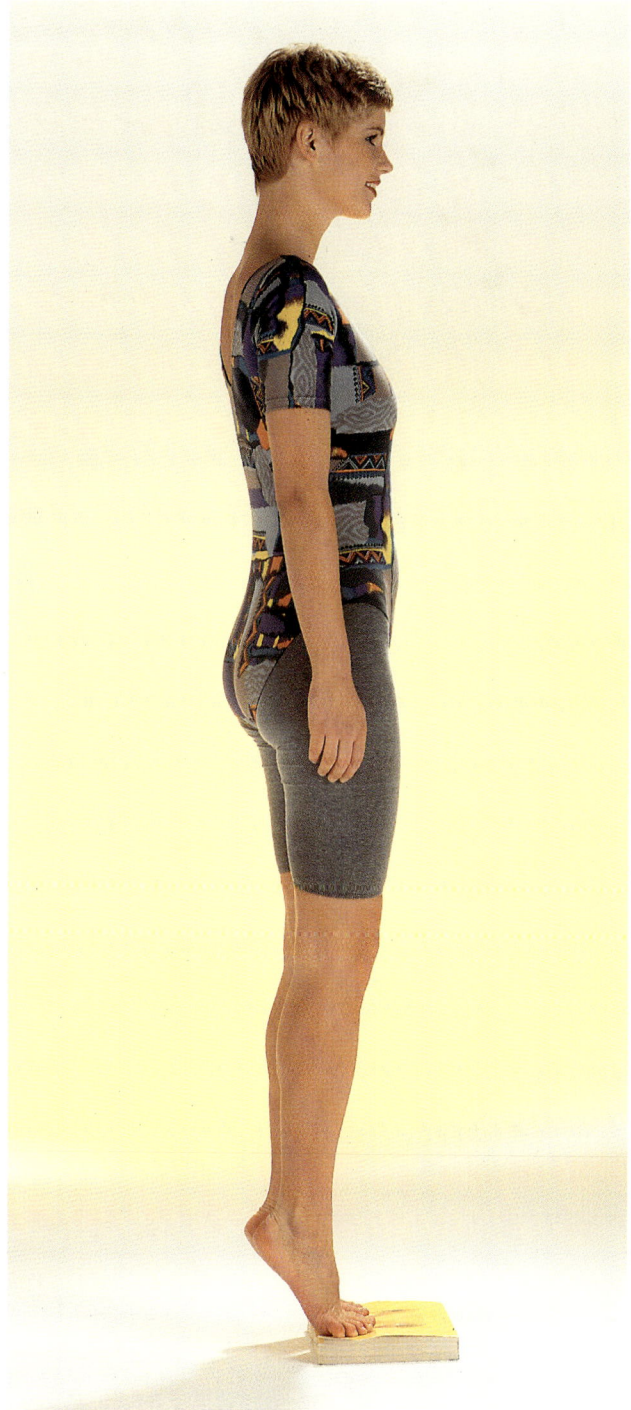

Übung 1

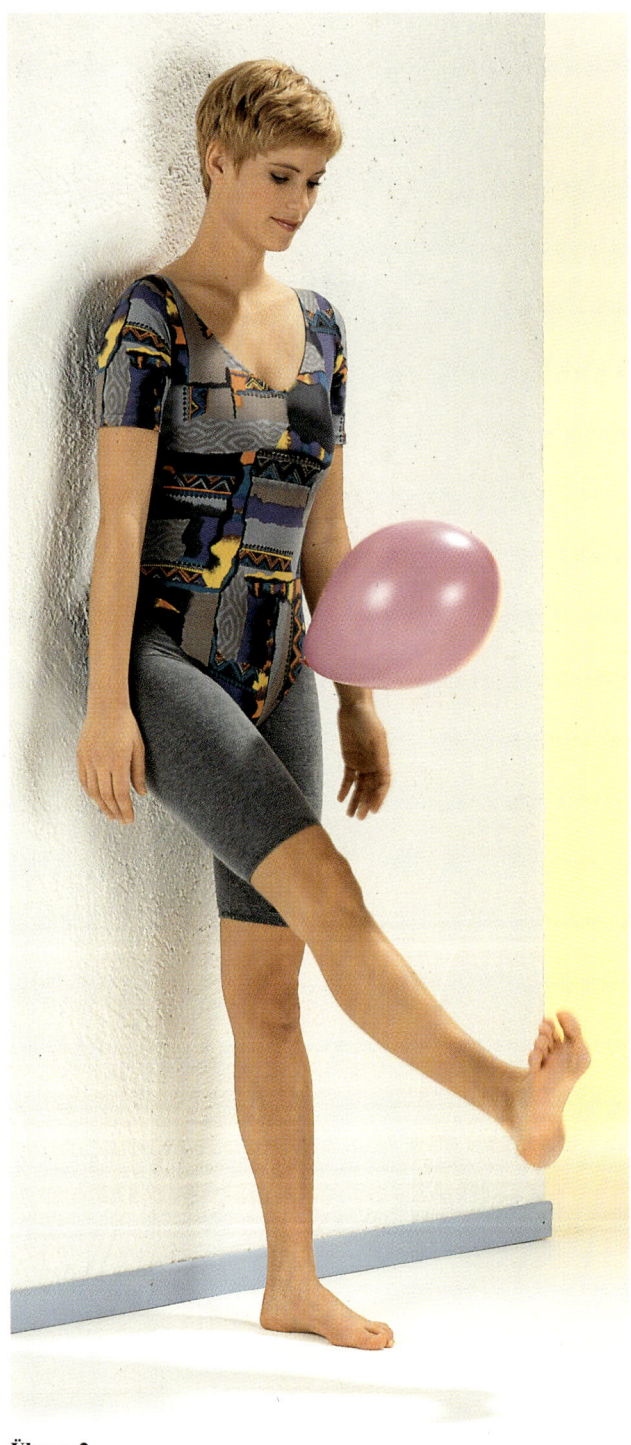

■ Übung 2

■ An eine Wand lehnen oder mit einem Arm abstützen und ein Bein gestreckt etwas nach vorne anheben.

■ Versuchen Sie, durch Bewegen des Fußgelenks mit dem Fußrücken einen Ballon möglichst hoch in die Luft zu treten.

■ Halten Sie den Ballon in Bewegung, und wechseln Sie mehrmals zum anderen Bein über.

■ Wenn Sie schon geübter sind, können Sie versuchen, zwei Ballons gleichzeitig in Bewegung zu halten.

Für die nächsten Übungen brauchen Sie ein elastisches Band, zum Beispiel eine „Venenschlinge" (siehe Seite 109), zwei verflochtene Nylonstrümpfe oder ein elastisches Gymnastikband, das Sie in guten Sportgeschäften bekommen.

■ Übung 3

■ Zehen und Ballen eines Fußes auf ein mehrere Zentimeter dickes Buch stellen, das elastische Band unter der Fußsohle durchziehen und die Enden fest in die Hände nehmen.

■ Das Band nach oben ziehen, so daß der Fuß etwas unter Spannung steht.

■ Mit dem Fuß abwechselnd in den Zehen- und Fersenstand gehen.

■ Die Übung mit dem anderen Bein wiederholen.

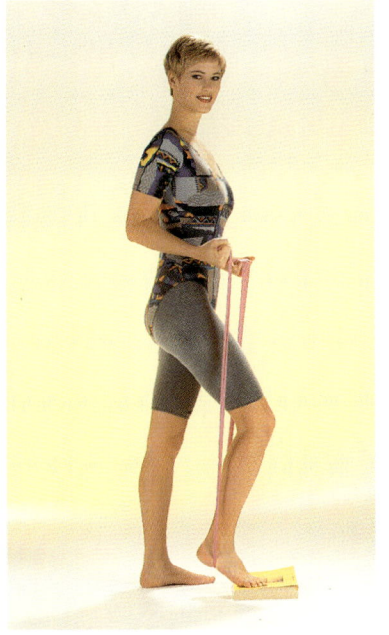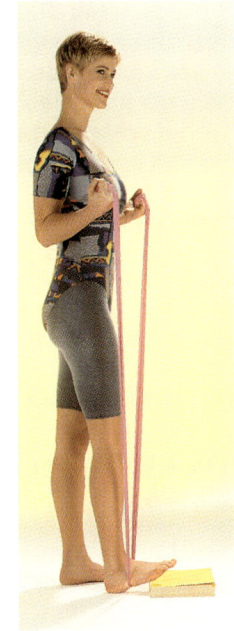

Übung 3

■ Übung 4

■ Das elastische Band unter einem Fuß durchziehen und die Enden in die Hände nehmen.

■ Das Bein gegen den Zug des Bandes seitlich abspreizen, mit dem Fuß aufsetzen und wieder an den Körper zurückführen.

■ Die Intensität durch Zunahme der Bandspannung steigern.

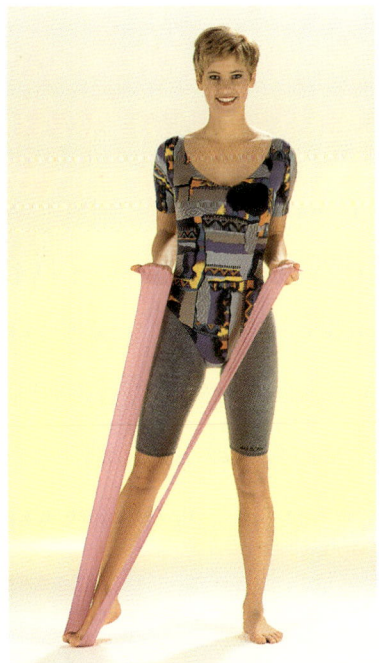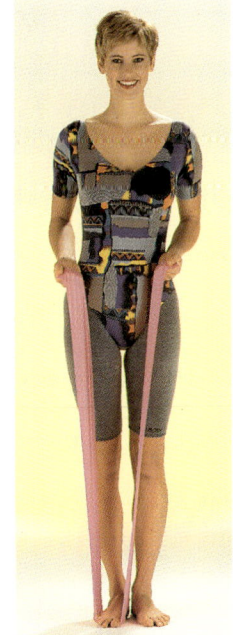

Übung 4

Die meisten dieser Übungen eignen sich für den Einsatz im Freien, bei schlechtem Wetter können Sie sie natürlich auch im Zimmer durchführen

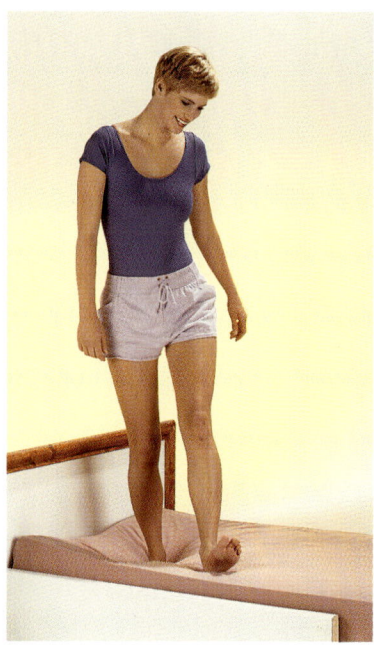

Übung 1

ÜBUNGEN IM GEHEN

■ Übung 1

■ Gehen auf einer nachgiebigen Unterlage oder Matte, zum Beispiel auch in einem kleinen Kreis auf der Bettmatratze gehen.

■ Die Füße dabei bewußt mit der Ferse aufsetzen und über die Zehen hin abrollen.

■ Übung 2

■ Beim Gehen die Arme gestreckt vor dem Körper gerade hochheben und dabei einatmen.

■ Die Arme in die Ausgangsposition zurückpendeln lassen und gleichzeitig ausatmen.

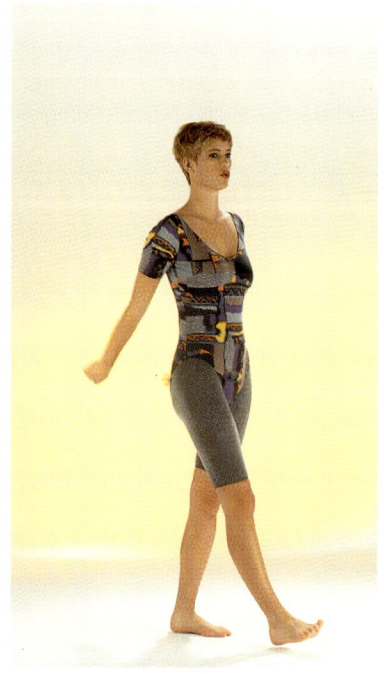

Übung 2a

Übung 2b

■ Übung 3

■ Seitlich gehend den freien Fuß einmal vor und beim nächsten Mal hinter dem Standbein herumführen.
■ Ab und zu die Gehrichtung wechseln.

■ Übung 4

■ Ein Seil gerade auslegen und vor einem Ende aufstellen.
■ Langsam mit kleinen Schritten über dem Seil gehen, dabei den rechten Fuß jeweils links vom Seil und den linken Fuß rechts vom Seil aufsetzen. Der Körperschwerpunkt bleibt beständig über dem Seil.
■ Die Übung kann vorwärts und bei entsprechender Übung auch rückwärts erfolgen.

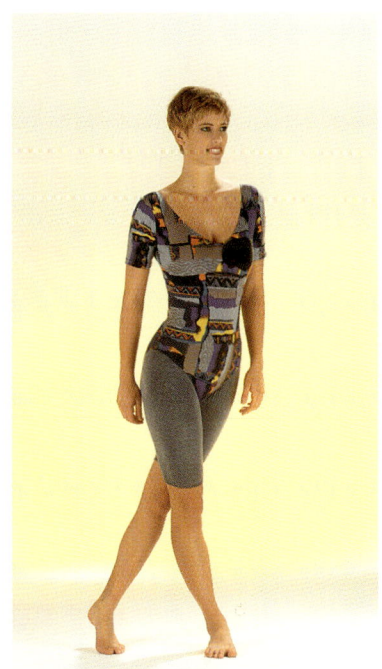

Übung 3

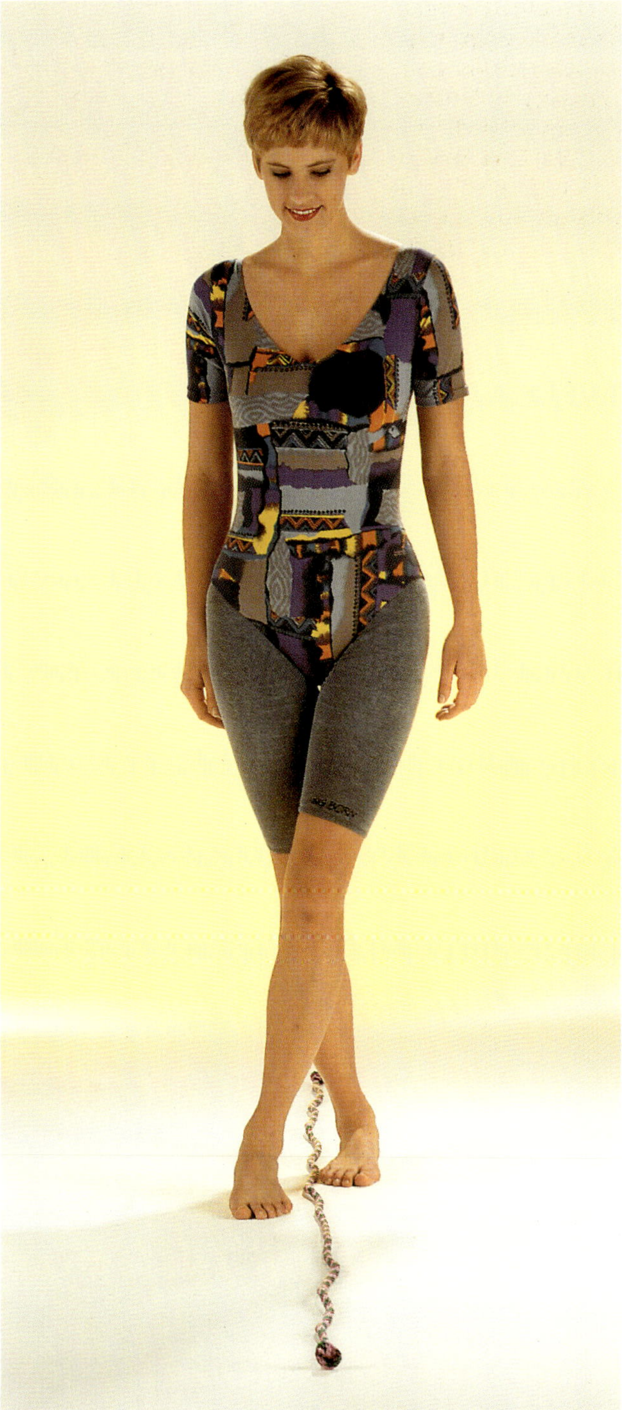

Übung 4

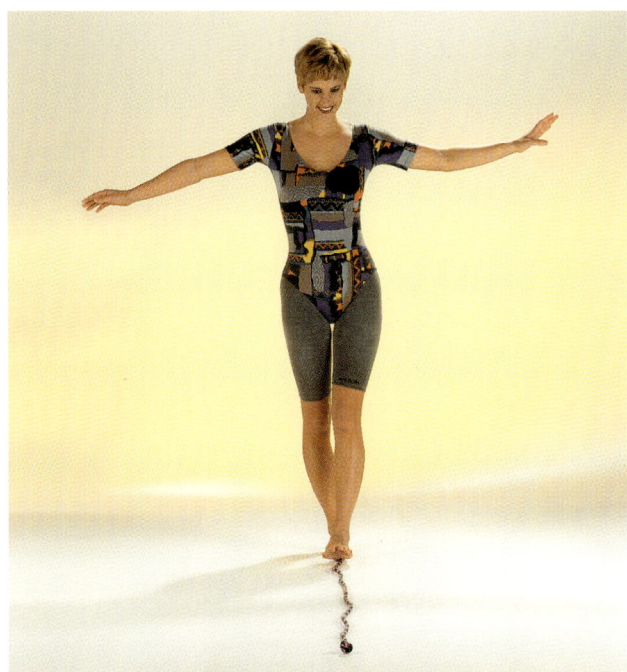

Übung 5

■ Übung 5

■ Ein etwa kleinfingerdickes Seil gerade auslegen und vor einem Ende aufstellen.

■ Auf dem Seil entlangbalancieren, dabei einen Fuß jeweils direkt vor den letzten setzen.

■ Die Übung kann vorwärts und bei entsprechender Übung auch rückwärts erfolgen.

■ Übung 6

■ Ein kleines Taschen- oder Adreßbuch auf den Kopf legen und gerade aufgerichtet im Raum umhergehen, ohne dieses festzuhalten.

■ Wechseln Sie öfters die Richtung, laufen Sie weite und möglichst enge Kreise, Achterbahnen und Schleifen, während Sie das Buch auf dem Kopf balancieren.

Patienten mit Venenleiden sollen zur Kräftigung der Wadenmuskulatur möglichst oft Treppen steigen, wenn es die Gesundheit erlaubt. Allerdings muß man dabei die richtige Technik beachten.

Nehmen Sie jede Treppe Stufe für Stufe. Wenn Sie immer zwei Stufen auf einmal überwinden, trainieren Sie zwar verstärkt Ihre Oberschenkelmuskeln, dafür aber kaum die wichtige Wadenmuskulatur.

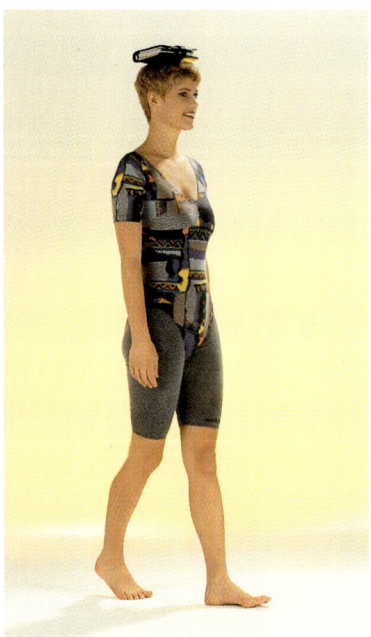

Übung 6

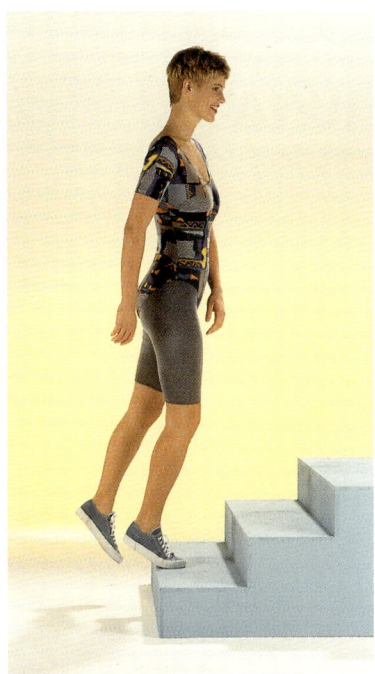

Übung 7

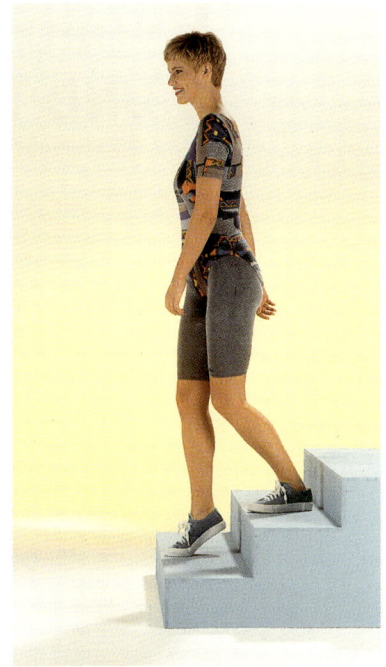

Übung 8

■ Übung 7

■ Beim Aufwärtsgehen den oberen Fuß nur mit den Zehen und dem Ballen auf die Stufe setzen, mit etwas Schwung den Körper bis fast zum Zehenstand hochstemmen und wieder absenken.

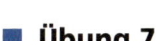

■ Die Ferse kurz nach unten „durchsacken" lassen (Dehnung der Achillessehne) und wieder anziehen, bis der Fuß waagerecht steht.

■ Den anderen Fuß nachholen, eine Stufe höher absetzen (wieder nur mit Zehen und Fußballen) und den Körper wieder aus dem Fußgelenk und den Wadenmuskeln hochstemmen.

■ Übung 8

■ Beim Abwärtsgehen zuerst immer nur die Zehen und den Ballen auf die untere Stufe aufsetzen, dann langsam und kontrolliert den Fuß absenken, bis auch die Ferse aufsitzt.

> **Zum Abschluß des Bewegungstrainings legen Sie sich entspannt auf den Rücken und lagern Ihre gestreckten Beine 5–10 Minuten lang auf einem Kissen oder einer anderen Unterlage hoch, um den verstärkten venösen Rückstrom zum Herzen wirkungsvoll zu unterstützen und einen Blutstau in den Beinen zu vermeiden.**

HYDROTHERAPIE UND SAUNA

Die nach Pfarrer Kneipp benannte Behandlungsmethode des **Kneippens** kann bei richtiger Anwendung zu einer spürbaren Linderung der Beschwerden beitragen. Zwei Anwendungsformen des Wassers sind für den Venenkranken besonders sinnvoll:

In Kneippkurorten gibt es flache Wasserbecken zum **Wassertreten.** Zu Hause können Sie sich mit der Badewanne behelfen, wenn Sie sie bis zur Wannenmitte mit kaltem Wasser füllen und eine rutschfeste Unterlage (Gummimatte) verwenden. Stellen Sie sich in die Wanne, heben Sie abwechselnd das rechte und linke Bein an, bis der Oberschenkel waagerecht ist, und tauchen Sie es senkrecht wieder ein. Treten Sie einige Minuten lang in diesem „Storchengang" auf der Stelle.

Dann die Beine trockentupfen oder mit sanftem Strich von den Knöcheln zu den Oberschenkeln abtrocknen und noch einige Minuten umhergehen.

Für den **Unterschenkelguß** können Sie einen einfachen Schlauch oder eine sanfte Brause einsetzen. Das Wasser sollte kühl und weich auf die Haut auftreffen.

Den rechten Fußrücken 3mal vor und zurück begießen, das Wasser außen an der Wade entlang bis zur Kniekehle führen und 10 Sekunden rinnen lassen, so daß sich ein Wassermantel bildet. Den Schlauch an der Innenseite der Wade über den Fuß zurückführen. In der gleichen Weise den linken Unterschenkel behandeln.

Danach kehrt man zum rechten Fuß zurück und leitet den Wasserstrahl am rechten Unterschenkel vorne außen neben dem Schienbein zur Kniescheibe, wartet hier 10 Sekunden und kehrt vorne innen neben dem Schienbein zum Fuß zurück.

Für jedes Bein sollten Sie sich 20–30 Sekunden Zeit nehmen. Der Schenkelguß kann täglich mehrmals wiederholt werden. Die Wirkungen des Schenkelgusses sind bei morgendlicher Durchführung auch Stunden später noch spürbar – vor allem an warmen Sommertagen. Die Venenspannung nimmt zu, und das Blut strömt schneller zum Herz zurück.

Auch **Bewegungsübungen in seichtem Wasser,** am Meeresstrand oder im Wattenmeer sind zu empfehlen. Der Untergrund soll dabei der Fußsohle einen weichen Widerstand bieten, wie feiner nasser Sand oder Wattboden, der dazu beiträgt, den Bewegungsablauf beim Gehen zu verbessern und Blut aus den Fußsohlen zu drücken. Die venöse Drainage wird dabei oft unbewußt durch

Personen mit einem labilen Kreislauf sollten die Wasseranwendung sicherheitshalber mit dem Arzt absprechen

das Naßspritzen der Waden geför-
dert, weil die Verdunstungskühle zu
einer verstärkten Venentonisierung
mit einer Strömungsbeschleunigung des Blutes führt.

Von **Saunabesuchen** wird jeder
Arzt eigentlich abraten, weil die
Hitze für die Beinvenen eher schädlich ist. Betroffene, die den Saunagang dennoch nicht missen möchten, sollten in den Pausen kalte
Güsse durchführen, um die notwendige Venentonisierung zu gewährleisten und zu verhindern, daß sich
zuviel Blut im Beinvenensystem
aufstaut. Die Gelehrten streiten
noch darüber, ob der Saunagang
beim Venenpatienten im Liegen
oder im Sitzen vorteilhafter ist.
Wenn möglich, lagern Sie die Beine
hoch und lassen sie nicht hängen.

> **Beim Saunagang Beine
> hochlagern und auf
> ausreichende Kalt-
> wasseranwendungen
> an den Beinen achten!
> Bei bestehenden Venen-
> leiden vor Saunabesu-
> chen den zuständigen
> Arzt befragen.**

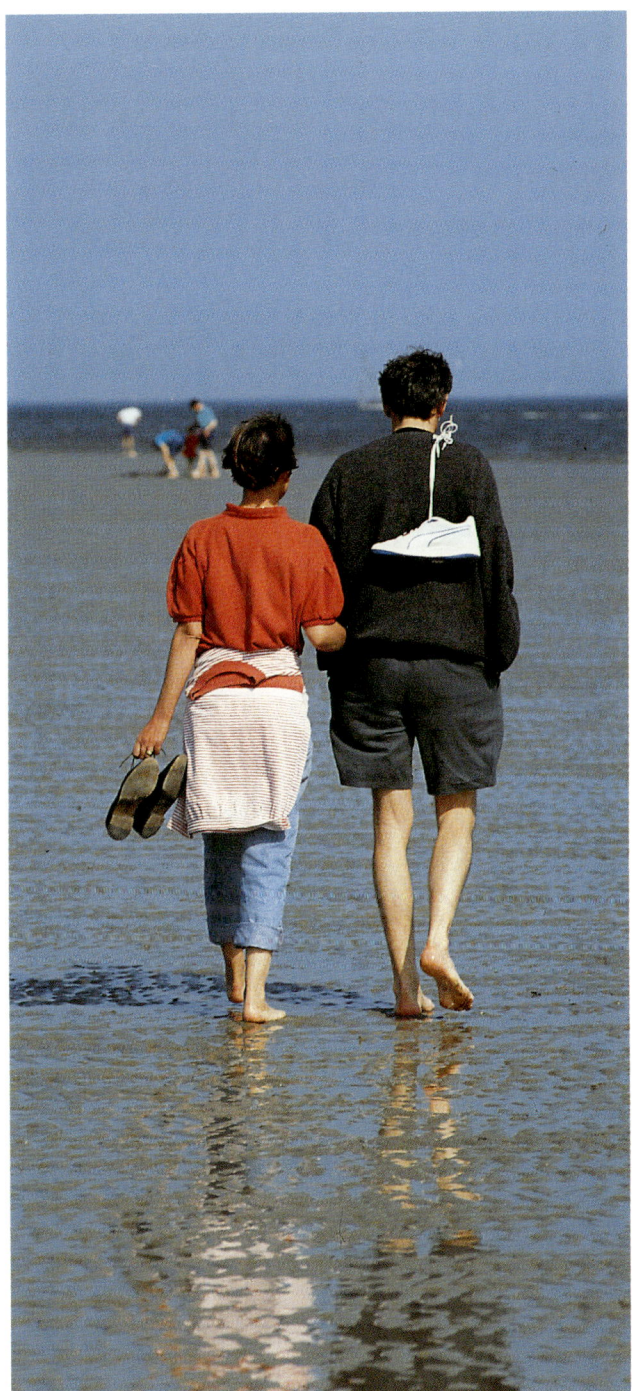

**Ob Strand oder Wiese, das Laufen auf weichem, nassem Unter-
grund tut den Venen gut**

ANHANG

PHLEBOLOGISCHES WÖRTERBUCH

Adhäsiv
klebend

Ambulant
ohne Aufnahme des Patienten im Krankenhaus

Anamnese
Krankengeschichte, Krankheitsverlauf (früherer)

Antibiotika
Medikamente gegen Krankheitserreger

Antikoagulantien
Medikamente zur Hemmung der Blutgerinnung

Angiologie
Lehre von den Erkrankungen der Gefäße (Arterien)

Arbeitsdruck
Druck, der bei aktiver Bewegung durch die Muskulatur des Beins am Kompressionsverband oder Strumpf entsteht

Arterien
Gefäße, die das Blut vom Herzen aus im Körper verteilen

Blow-out-Varize
Vorwölbung einer oberflächlichen Venenwand unter der Hautoberfläche im Bereich einer Verbindungsvene

Chronisch
langwierig, sich langsam entwickelnd

Communicansvene
Verbindungsvene zwischen oberflächlichem und tiefem Venensystem (auch „Perforansvene" genannt)

Crosse
Einmündungsstelle der großen Rosenvene (Vena saphena magna) und der kleinen Rosenvene (Vena saphena parva) in das tiefe Venensystem in der Leiste

Dermatitis
entzündliche Hautreaktion, die oft durch äußere Einwirkungen ausgelöst wird

Diabetes
Zuckerkrankheit

Diagnose
Feststellen einer Erkrankung

Distal
weiter vom Rumpf entfernter Körperabschnitt (das Gegenteil von proximal)

Doppler-Ultraschall
Verfahren der Gefäßdiagnostik, um mit Ultraschallwellen von außen das Strömungsverhalten des Blutes in den Gefäßen zu beurteilen

Dorsal
auf der Seite des Rückens, zum Rücken hin gerichtet

Drainage
Entwässerung durch ein Röhrensystem

Ekzem
Hautausschlag

Embolie
„wandernder Blutpfropf", Verschleppung eines Blutgerinnsels von den Beinvenen meist in die Lunge

Erysipel
Wundrose, Entzündung in der Haut

Erythrozyten
rote Blutkörperchen

Faszie
Feste Bindegewebsschicht, die Muskeln umhüllt und zwischen Muskeln und Unterhautfettgewebe liegt

Fibula
Wadenbein

Gastroknemius
Wadenmuskel

Hämatom
Bluterguß

Heparin
Medikament zur Hemmung der Blutgerinnung und zum Schutz vor Venenthrombosen (besonders im Rahmen operativer Eingriffe)

Hydroaktiv
wasserziehend

Hydrostatisch
der Druck, den eine ruhende Flüssigkeit auf die umgebenden Flächen ausübt, wird als hydrostatischer Druck bezeichnet

Hydrotherapie
Heilbehandlung mit Wasseranwendung (als Bad, Packung, Waschung, Wassertreten etc.)

Inspektion
Betrachtung des Körpers

Insuffizienz
Funktionsuntüchtigkeit, Funktionsschwäche

Intermittierende Kompression
Behandlungsverfahren, bei dem mit wechselndem Druck von außen der Blutrückfluß unterstützt und das Gewebe entstaut werden soll

Irreversibel
nicht umkehrbar

Kapillaren
kleinste Blutgefäße des Menschen, „Haargefäße"

Klappeninsuffizienz
unvollständiger Schluß der Venenklappen

Kohäsiv
zusammenhaftend

Kompression
Zusammendrücken

Kompressionsdruck
Druck, der beim Anlegen von Kompressionsbandagen oder Strümpfen auf das darunterliegende Gewebe ausgeübt wird

Kompressionstherapie
Behandlungsmaßnahme zur Entstauung des Gewebes und der Venen mit Druck von außen

Kulissen
Vertiefungen der Hautoberfläche, zum Beispiel an der Sprunggelenkgabel im Fesselbereich

Laser
Gerät mit parallel gebündeltem Licht einer Wellenlänge

Lateral
seitlich gelegen

Lichtreflexionsrheographie
Meßverfahren zur Funktionsbeurteilung des Venensystems in Bezug auf seine Abpumpleistung

Lipödem
Fettverteilungsstörung

Leitvenen
die großen Venen des tiefen Venensystems

Lyse
Auflösung von Blutgerinnseln

Marcumar
Medikament zur Hemmung der Blutgerinnung

Medial
zur Mittellinie des Körpers hin gelegen, mittig

Mutterkorn-Alkaloide
Medikamente zur Gefäßtonisierung

Ödem
Wasseransammlung im Gewebe, Schwellung

Ödemprotektiva
Medikamente, die vor Gewebswasserbildung schützen

Palliativ
lindernd, nicht heilend

Palpation
Abtasten bei einer Untersuchung

Parästhesien
Gefühlsstörungen, anormale Empfindungen, zum Beispiel Kribbeln

Patella
Kniescheibe

Perforansvene
Verbindungsvene zwischen oberflächlichem und tiefem Venensystem (auch „Communicansvene" genannt)

Peripher
außen gelegen, vom Zentrum des Körpers entfernt

Pharmakon
Medikament

Phlebitis
Venenentzündung

Phlebologe
Arzt mit Spezialausbildung auf dem Gebiet der Venenerkrankungen

Phlebologie
Wissenschaft und Lehre von den Venenerkrankungen

Phlebographie
Röntgenkontrastdarstellung des Venensystems

Phlebothrombose
Venenthrombose (tiefe Thrombose)

Plantar
auf oder an der Fußsohle („Planta")

Postthrombotisches Syndrom
Veränderungen am Haut- und Gefäßsystem als Folge einer abgelaufenen Beinvenenthrombose

Primär
ursprünglich, zuerst vorhanden

Prognose
Vorhersage

Pronation
beim Fuß: Heben der äußeren Fußkante

Prophylaxe
Vorbeugung von Erkrankungen

Proximal
rumpfwärts gelegener Körperteil (Gegenteil von distal)

Quickwert
Laborwert zur Beurteilung der Blutgerinnung

Reflexion
Rückstrahlung, zum Beispiel von Licht- oder Schallwellen

Reflux
Rückfluß (von Blut in weiter zurückliegende Gefäßabschnitte)

Rezidiv
Rückfall, Wiederauftreten einer Erkrankung

Rosenvene (große)
große Vene des oberflächlichen Venensystems, die vom Innenknöchel bis zur Leiste verläuft

Rosenvene (kleine)
Vene des oberflächlichen Venensystems an der Rückseite des Unterschenkels vom Fuß bis zum Knie verlaufend

Rückstellkraft
Kraft, die nach Anlegen eines Kompressionsverbandes frei wird, indem sich das Material auf seine ursprüngliche Ausgangslänge zusammenziehen will (bei längerem Gebrauch verlieren Strümpfe und Binden an Rückstellkraft, sie „ermüden" und sind weniger wirksam)

Seitenastvarikose
Krampfaderleiden der Seitenäste des oberflächlichen Venensystems

Sekundär
nachfolgend

Sklerosierung
Venenverödung durch Einspritzen eines Medikamentes

Sepsis
Blutvergiftung

Stammvarikose
Krampfaderleiden der großen Venenstämme des oberflächlichen Systems

Stripping
operatives Herausziehen der oberflächlichen Varizen

Subkutan
unter der Haut

Sukzessiv
nach und nach, nachfolgend

Supination
beim Fuß: Heben der inneren Fußkante

Symptom
Krankheitsanzeichen

Thrombektomie
Entfernung eines Thrombus

Thrombolyse
Auflösung eines Blutpfropfens

Thrombophlebitis
oberflächliche Venenentzündung

Thrombose
Blutgerinnsel in einem Blutgefäß

■ **Thrombozyten**
Blutplättchen

■ **Thrombus**
Blutpfropf

■ **Tibia**
Schienbein

■ **Trophische Hautstörungen**
Ernährungsstörungen der Haut

■ **Ulcus cruris**
Unterschenkelgeschwür („offenes Bein"), meist infolge eines chronischen Venenleidens

■ **Varikosis**
Krampfaderleiden, ausgedehnte Krampfaderbildung

■ **Varikophlebitis**
Entzündung der Krampfadern

■ **Varizen**
Krampfadern

■ **Varizenstripping**
operative Entfernung der Krampfadern

■ **Vene**
Blutgefäß, das verbrauchtes Blut zum Herzen zurücktransportiert

■ **Vena femoralis**
tiefe Oberschenkelvene

■ **Vena poplitea**
tiefe Kniekehlenvene

■ **Vena saphena magna**
große (→) Rosenvene

■ **Vena saphena parva**
kleine (→) Rosenvene

■ **Venentonus**
Venenwandspannung

■ **Venentonisierung**
Beeinflussung des Spannungszustandes der Vene – vor allem im Sinne einer Verengung erweiterter Venen

■ **Venae perforantes**
Verbindungsvenen

■ **Ventral**
bauchwärts, auf der Bauchseite liegend

■ **Zirkulär**
kreisförmig einschließend oder umgebend

ADRESSEN

■ **Selbsthilfe-organisationen**

Seit einigen Jahren gibt es in der Bundesrepublik spezielle Interessengruppen und Selbsthilfeorganisationen für Venenkranke. Das Spektrum dieser Initiativen ist sehr breit und wird hier kurz vorgestellt (alle Angaben ohne Anspruch auf Vollständigkeit und alle Daten auf dem Stand der Recherchen bei Drucklegung des Buches).
Die Deutsche Gesellschaft Venen e.V. mit Sitz in Nürnberg wurde als Patientenselbsthilfeeinrichtung von Patienten und Venenexperten ins Leben gerufen. Sie veranstaltet bundesweit Fortbildungsveranstaltungen und unterhält einen eigenen Informationsservice. Die Deutsche Gesellschaft Venen versucht möglichst neutral zu informieren und

finanziert sich größtenteils aus Beiträgen und Spenden ihrer Mitglieder.

Deutsche Gesellschaft Venen e.V. (Selbsthilfeorganisation)
Frau Dr. Müller
Generalsekretariat
Postfach 18 10
90007 Nürnberg
Telefon: 09 11/5 98 86 00

Aktion Venenhilfe e.V.
(„Venomobil")
Postfach 80 10 05
81610 München
Telefon: 0 89/45 44 14 26

Initiative Venengesundheit e.V.
Burgplatz 21–22
40213 Düsseldorf
Telefon: 02 11/3 23 95 62

■ Ärztliche Organisationen und Einrichtungen

Deutsche Gesellschaft für Gefäßsport
(Ärztliche Organisation für Gefäßsportaktivitäten und Trainerausbildungen)
Praxis Dr. med. H. E. Gerlach
T6/25
68161 Mannheim
Telefon: 0 62 04/7 97 93

Deutsche Gesellschaft für Phlebologie
(Dachverband phlebologisch tätiger Ärzte)
Sekretär Dr. med. E. Rabe
Universitäts-Hautklinik Bonn
Sigmund-Freud-Straße 25
53105 Bonn

Tübinger Gefäßsportgruppe:
Oberarzt Dr. med. Michael Jünger
Dr. med. Thomas Klyscz
Universitäts-Hautklinik Tübingen
Liebermeisterstr. 25
72076 Tübingen
Telefon: 0 70 71/29 57 63 und
                29 57 44
Fax: 0 70 71/55 01 34

■ Gerätehersteller

Herstellung und Vertrieb von Pedalergometern
Firma ProTrain
S. Hoffmann
Heustraße 161c
67363 Lustadt
Telefon: 0 63 47/65 25
Fax: 0 63 47/65 72

Die medi-Venenschlinge von B. Bulling und M. Camci ist über den Sanitätsfachhandel zu beziehen

Bei schriftlichen Anfragen bitte immer ein frankiertes Kuvert mit der eigenen Anschrift beilegen

LITERATUR

Großmann, K.: Venenleiden, Verlag Gesundheit in Wort und Bild, 1992

Haid, H.: Keine Angst vor Venenleiden, Verlag Robert Gessler, 1990

Salzmann, P.: Erkrankungen der Blut- und Lymphgefäße. Trias, Thieme, Stuttgart, 1992

Werner, E., Vanscheidt, W.: Venentraining – den Beinen zuliebe. Kagerer, Bonn, 1993

REGISTER

Aescin 46
Alltagstips 28
Antithrombosestrumpf 27
Aquajogging 53
Arterie 13

Badminton 54
Ballsport 54
Basler Studie 8
Behandlungsmethode 35
Beinvenensystem 16
Beinvenenthrombose, tiefe 26
Blutkreislauf 14
Brustkorb-Bauch-Zweiphasen-
    pumpe 17

Cumarin 47

Dehnübung 59
Digitale Photoplethysmographie
    (DPPG) 31
Dihydroergotamin 47

Embolus 26
Entzündungsprozeß 23

Farb-Duplex-Sonographie 34
Flavonoide 47
Fußball 54

Gehtest 30
Gelenkmuskelpumpe 18
Gerinnselbildung 27
Golfspielen 54

Heparin 27
Herz 13
Hydrotherapie 102

Infusionsphlebitis 26

Kaltwasseranwendung 103
Kapillargefäße 13
Kathetersklerosierung 49
Kompression, intermittierende 38
Kompressionsstrumpf 45
Kompressionstherapie 36
Kompressionsverband 27
Kraftsport 55
Krampfaderbildung 24
Krampfaderleiden 21
Kurzzugbinde 38

Laufen 52
Lichtreflexionsrheographie
    (LRR) 31
Lungenembolie 26
Lymphgefäßsystem 13

Mäusedorn 47
Medikamente 27, 46
Mobilisationstherapie 27

Niederdrucksystem 13

Pedalergometer 55
Pendelfluß 18
Phlebodynamometrie 32
Phlebographie 33
Phlebothrombose 26
Pulswelle, arterielle 17

Radfahren 54
Restdruck 17
Risikofaktor 22

Saunabesuch   103
Schwimmen   53
Selbsthilfeorganisation   108
Skilanglauf   52
Sklerosierungsbehandlung   48
Sogwirkung   18
Sportarten, venengerechte   51
Sprunggelenksbeweglichkeit   20
Stauung, chronisch venöse   23
Stripper   49
Stützstrumpf   45
Syndrom, postthrombotisches   25

Tennis   54
Thrombophlebitis   26
Thrombose   19, 24
– Vorbeugung   28
Tischtennis   54
Transportmechanismus   17, 20
Tübinger Studie   8

Ultraschall-Doppler-
   Verfahren   30
Unterschenkelguß   102
Untersuchungsmethoden   29
Unterwasserdüse   26

Varikosis, primäre   25
Venen   13
Venendruckmessung, blutige   32
Venenentzündung,
   oberflächliche   26
Venenerkrankungen   8, 22
Venenfragebogen   10
Venengymnastik   57
Veneninsuffizienz, chronische   23
Venenklappe   17, 37
Venenklappenuntergang   24
Venenoperation   49
Venensystem   12
– Funktionen   15
– oberflächliches   15
– tiefes   15
Venenverschluß-Plethysmo-
   graphie   33
Verbandtechnik   38
Verbindungsvene   25
Verödungsbehandlung   48

Wadenmuskelpumpe   19
Walking   52
Wassergymnastik   53
Wassertreten   102

Im FALKEN Verlag sind zahlreiche Titel zum Themenbereich „Gesundheit durch Bewegung" erschienen. Bitte fragen Sie danach in Ihrer Buchhandlung.

Die Deutsche Bibliothek – CIP-Einheitsaufnahme

Klyscz, Thomas:
Aktiv gegen Venenleiden : 75 Bewegungsübungen ;
Venenschwäche und Krampfadern: So entstehen sie ;
Untersuchungs- und Behandlungsmethoden: So arbeitet Ihr
Arzt / Thomas Klyscz ; Michael Jünger. – Niedernhausen/Ts. :
FALKEN, 1996
    ISBN 3-8068-1647-6
NE: Jünger, Michael:

ISBN 3 8068 1647 6

Umschlaggestaltung: Bayerl & Ost GmbH, Frankfurt/M.
Layout: Bayerl & Ost GmbH, Frankfurt/M.
Redaktion: Uwe Meilahn
Titelbild: Studio Team/W. Zöltsch, Langen
Foto Umschlagrückseite: Studio Team/W. Zöltsch, Langen
Fotos: Ulrich Niehoff, Bienenbüttel (S. 2, 5 li. ob., 7, 21, 35, 52, 54, 103); **L. Reinbacher,** Kempten (S. 12); **Thomas Klyscz/Michael Jünger,** Tübingen (S. 4, 29, 32, 34); **Okapia/-Neufried,** Frankfurt/M. (S. 31); **Firma ProTrain,** Lustadt (S. 5 li. un., 56); **Studio Team/W. Zöltsch** (S. 5 re., 59–101)
Zeichnungen: Gerhard Scholz, Dornburg-Frickhofen (S. 14, 16, 17, 22, 25, 37, 39–44); Margrit Stüber, Niedernhausen (S. 57); FALKEN Archiv: G. Scholz (S. 19)

Die Ratschläge in diesem Buch sind von den Autoren und vom Verlag sorgfältig erwogen und geprüft, dennoch kann eine Garantie nicht übernommen werden. Eine Haftung der Autoren bzw. des Verlags und seiner Beauftragten für Personen-, Sach- und Vermögensschäden ist ausgeschlossen.

Satz: Raasch & Partner GmbH, Neu-Isenburg
Druck: Druckhaus Cramer, Greven

817 2635 4453 6271